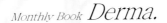

Monthly Book *Derma.*

JN115559

編集企画にあたって…

　ウイルス性疾患は帯状疱疹，単純疱疹から最近の COVID-19，エムポックスまで様々である．新しいウイルスの登場，既存のウイルスでも日々検査法や治療は進歩するので，知識のアップデートは大変である．いずれ勉強しようと思っていても手がつかないこともある．そのようななか，「いまさら聞けない！」と銘打って本誌編集に携わることになった．最近話題になっていることや学ぶ機会の少ないテーマを厳選し，専門の先生方に執筆をお願いした．

　ヘルペスウイルス関連では，帯状疱疹ワクチン，単純疱疹で使用できるようになった新しいキットの話題を取り上げた．DIHS の一部では HHV-6 が長期間持続感染する症例が知られており，持続感染と自己免疫疾患との関連に着目した．編集者の住む石川県では今年は多くのマダニ刺症がみられた．イノシシやシカの住むエリアが年々変わっている可能性があり，ダニ媒介性疾患をきちんと理解する必要がある．ライム病，日本紅斑熱，ツツガムシ病のほかにウイルス関連の SFTS もあり，これらの違いや診療ポイントを解説頂いた．エムポックスも国内で徐々に増え診療する可能性がある．臨床で疑った際に注意するポイントを明示していただいた．COVID-19 による皮膚症状，そしてワクチンに関する多くの報告がされている．油断はならずこれまでの知見を整理しておく必要があろう．HPV 関連については，診療面では保険適用外が多く，特に若手医師にはわかりにくい．エキスパートによる疣贅診療のエッセンスと最近多くの有効症例が報告されているスキャナ付き CO_2 レーザーを取り上げた．そして稀ではあるが HPV を考えるうえで重要な遺伝性疾患である疣贅状表皮発育異常症を解説した．やや研究要素の内容であるが，今後は皮膚科主体でこの疾患に取り組む必要性があると考える．そして，編集者の所属する金沢医科大学皮膚科で行っている HPV 検査法を紹介した．特徴的な病理所見などから HPV 検査を依頼されることが多く，現在行っていることと将来の方向性を提示した．編集部からの依頼に応じてくださった執筆者に心から感謝申し上げたい．

　日常臨床で使える知識から，今後の研究の種になるような夢のある話まで網羅している．「いまさら聞けない」という割には深い内容になったかと思う．これからも様々なウイルス性疾患が出現し，この分野は更新されていくと思われる．ウイルスは基本的には単純な構造であり，その構造上，複製などの基本的な知識は一度きちんと理解することで幅広く応用できるように思う．本誌を通読されるもよし，簡単に項目を把握しておき，いざというときに熟読されてもいいと思う．本書がウイルス性皮膚疾患に関心のある先生方のお役に立てれば幸いである．

2023 年 11 月

清水　晶

KEY WORDS INDEX

WRITERS FILE
ライターズファイル
（50 音順）

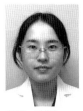

香川　奈菜
（かがわ　なな）

2016年	近畿大学卒業 同大学皮膚科入局

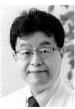

清水　晶
（しみず　あきら）

1996年	富山医科薬科大学卒業 群馬大学附属病院，研修医
1997年	利根中央病院皮膚科
1999年	群馬大学大学院医学系研究科
2003年	同大学大学院修了（医学博士） 同大学附属病院，医員
2007年	同，助手
2008〜10年	英国ユニバーシティカレッジロンドン留学
2013年	群馬大学皮膚科，講師
2021年	金沢医科大学皮膚科，教授

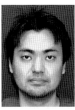

宮城　拓也
（みやぎ　たくや）

2008年	琉球大学卒業
2010年	琉球大学皮膚科入局
2017年	同，助教
2023年	同，診療講師

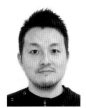

鹿児山　浩
（かごやま　こう）

2010年	富山医科薬科大学卒業 富山大学附属病院，研修医
2014年	富山大学皮膚科，医員
2015年	同，助教
2016年	新潟県立がんセンター新潟病院皮膚科，医長
2017年	富山大学附属病院皮膚科，助教 現在に至る．

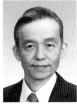

夏秋　優
（なつあき　まさる）

1984年	兵庫医科大学卒業
1988年	同大学大学院（皮膚科）修了 同，助手
1989年	カリフォルニア大学サンフランシスコ校皮膚科，研究員
1991年	兵庫医科大学皮膚科，講師
1995年	大阪府済生会吹田病院皮膚科，医長
1997年	兵庫医科大学皮膚科，講師
2000年	同，助教授（2009年より名称変更により准教授）
2021年	同，教授

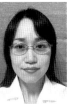

宮地　素子
（みやち　もとこ）

2002年	福岡大学卒業 同大学皮膚科入局
2004年	西福岡病院皮膚科
2005年	福岡大学病院皮膚科
2006年	西福岡病院皮膚科
2011年	福岡山王病院皮膚科
2015年	福岡大学病院皮膚科

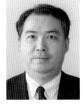

川瀬　正昭
（かわせ　まさあき）

1990年	東京慈恵会医科大学卒業
1992年	同大学院皮膚科入局
1993年	パリ・パスツール研究所パピローマウイルス部門留学
1996年	東京慈恵会医科大学大学院皮膚科卒業 同大学皮膚科，助手
2003年	米国ベイラー医科大学分子細胞生物学講座ポスドク
2005年	東京慈恵会医科大学皮膚科，講師
2011年	東京逓信病院皮膚科，医長
2013年	同皮膚科，主任医長
2017年	自治医科大学附属さいたま医療センター皮膚科，講師
2018年	同，准教授
2020年	千葉愛友会記念病院皮膚科，部長
2022年	東京慈恵会医科大学葛飾医療センター皮膚科，診療部長/准教授

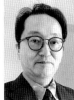

西村　友紀
（にしむら　ゆき）

2009年	奈良県立医科大学卒業 同大学附属病院，臨床研修医
2011年	同大学皮膚科，医員
2017年	同，助教 同大学大学院医学研究科修了

渡辺　大輔
（わたなべ　だいすけ）

1993年	名古屋大学卒業 厚生連加茂病院，研修医
1994年	名古屋大学皮膚科入局 同学医学部附属病院，研修医
1999年	同大学大学院修了 同大学医学部附属病態制御研究部門ウイルス感染，助手
2002年	米国ハーバード大学医学部ウイルス学留学
2004年	愛知医科大学皮膚科，助教授
2007年	同，准教授
2010年	同，教授

前付 *3*

INDEX *Monthly Book* ***Derma.*** No. 342／2023.12 ◆目次

いまさら聞けない！ウイルス感染症診療マニュアル

◆編集企画／金沢医科大学教授　清水　晶　　◆編集主幹／照井　正　　大山　学

全日本病院出版会のホームページの
"きっとみつかる特集コーナー"をご利用下さい‼

- ⊛ 学会売上好評書籍のご案内や関連特集本コーナーで欲しい書籍が見つかりやすくなりました。
- ⊛ 定期雑誌の最新号や、新刊書籍の情報をすばやくお届けします。
- ⊛ 検索キーワードの入力でお探しの本がカンタンに見つかる、便利な「検索機能」付きです。
- ⊛ 雑誌・書籍の目次、各論文のキーポイントも閲覧できます。

click

zenniti.com

| 全日本病院出版会 | 検索 |

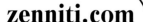

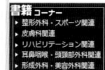
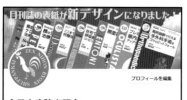
月刊誌の表紙が新デザインになりました！

プロフィールを編集

全日本病院出版会
@zenniti_info
医学書専門出版社として、臨床を中心に医学出版活動をしております。月刊誌「Monthly Book」シリーズOrthopaedics・Derma・Medical Rehabilitation・ENTONI・OCULISTA、PEPARS、季刊誌 J.MIOSをは

全日本病院出版会 公式 **X**（旧twitter）
やっています！

弊社の書籍・雑誌の新刊情報、好評書のご案内を中心に、タイムリーな情報を発信いたします！
全日本病院出版会公式アカウント（**@zenniti_info**）をぜひご覧ください！

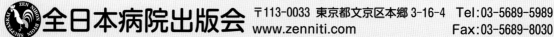
全日本病院出版会　〒113-0033 東京都文京区本郷 3-16-4　Tel：03-5689-5989
www.zenniti.com　Fax：03-5689-8030

MB Derma, 342：1-9, 2023.

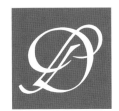

◆特集／いまさら聞けない！ウイルス感染症診療マニュアル

いまさら聞けない帯状疱疹
―ワクチンのトピックスも含めて―

渡辺大輔*

Key words：帯状疱疹(herpes zoster)，JAK 阻害薬(JAK inhibitor)，抗ヘルペスウイルス薬(antiherpesvirus drugs)，生ワクチン(live vaccine)，サブユニットワクチン(subunit vaccine)

Abstract 帯状疱疹はありふれた病気であり，皮膚科医なら毎日遭遇する疾患である．患者や他科の医師からは皮膚科医は何でも知っていると思われているが，案外知らないことも多いのではないだろうか？ 小児の水痘ワクチン定期接種開始から，帯状疱疹の疫学は変化してきている．また最近，帯状疱疹の発症に関わりが深い薬剤(JAK 阻害薬，アニフロルマブ)が話題となっている．帯状疱疹の合併症には種々のものがあるが，最近，脳-心血管障害が注目されている．抗ヘルペスウイルス薬(核酸アナログ，ヘリカーゼ・プライマーゼ阻害薬)にはそれぞれ使用上での注意点が存在する．帯状疱疹予防には生ワクチン，サブユニット(不活化)ワクチンがあり，それぞれ投与法や回数，効果，接種不適応者の有無などの違いがある，また最近ワクチン公費助成を行う自治体が増えてきている．本稿ではこれらのトピックスについて述べたい．

はじめに

帯状疱疹はありふれた病気であり，皮膚科医なら毎日遭遇する疾患である．患者や他科の医師からは皮膚科医は何でも知っていると思われているが，案外知らないことも多いのではないだろうか？ 本稿では最近の帯状疱疹をめぐる変化や，知っているようで知らない帯状疱疹の臨床について解説したいと思う．

帯状疱疹の病因と疫学

1．帯状疱疹の原因ウイルスは？

帯状疱疹の原因ウイルスは水痘・帯状疱疹ウイルス(VZV)であり，初感染で水痘を発症する．空気感染，飛沫感染および接触感染により広がり，潜伏期間は10〜21日である．感染症法に基づく感染症発症動向調査により，5類感染症定点把握疾患に指定されている．例年冬〜春にかけて流行し，年間発症者数は約120〜150万人と推定されていたが，2014 年 10 月に水痘ワクチンが定期接種化されてから，定点報告数は激減している．

水痘の皮疹は紅斑から始まり，丘疹，水疱，膿疱を経過して痂皮化する．新旧の皮疹が混在するのが特徴である(**図1**)．典型的な症例では 1 週間〜10 日程度で皮疹がすべて痂皮化し治癒するが，重症例では肺炎，肝炎，中枢神経合併症などを発症し死亡する例もある．

また，水痘は TORCH 症候群の 1 つとして，妊婦が妊娠初期に感染すると，流産や胎児に四肢低形成，瘢痕性皮膚炎，眼球異常，精神発達遅滞など重篤な後遺症を起こすこともある(先天性水痘症候群)．また出産 40 日前〜出産 2 日後に妊婦が水痘を発症した場合，新生児は生後 5〜10 日頃に水痘を発症し，抗ウイルス薬による治療が行われない場合，約 30％が死亡する[1]．

水痘の水疱中には VZV が多数存在する．皮疹部に存在するウイルスの一部が神経線維末端にも

＊ Daisuke WATANABE，〒480-1195 長久手市岩作雁又 1-1　愛知医科大学医学部皮膚科学講座，教授

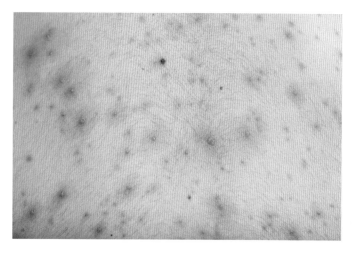

図 1.
水痘の臨床像
新旧の皮疹が混在するのが特徴

到達し，軸索に沿って逆行性に輸送され，脊髄にある知覚神経後根神経節や，三叉神経節の神経細胞に到達し，潜伏感染が成立する．このため，水痘の皮膚症状が治癒したあとも，ウイルスはほぼすべての知覚神経節で潜伏を続けることとなる．VZV の神経節における潜伏感染中は，ORF4，ORF21，ORF29，ORF62，ORF63，および ORF66 などの転写産物が潜伏感染状態で発現しているとされる．最近，複数のヒト三叉神経節において発現する新規のウイルス遺伝子が発見され，水痘帯状疱疹ウイルス潜伏感染関連転写産物(VZV Latency-associated Transcript：VLT)と名付けられた．この VLT が，培養細胞を使用した実験系において，VZV 再活性化時の感染拡大の非常に早い時期に重要な働きをする ORF61 遺伝子の発現を特異的に抑制することが明らかとなり，VLT がヒト体内での潜伏感染維持に働いている可能性が示された[2]．潜伏感染から再活性化の機序はまだよくわかっていないが，加齢や，免疫低下，肉体的，精神的ストレスなどによりウイルスが再活性化すると，神経節から知覚神経を末梢性に移動し，片側の支配神経領域に一致した皮膚領域に到達し，痛みを伴う皮膚病変を形成し，帯状疱疹が発症する．

2．帯状疱疹の発症に影響を及ぼす因子は？

帯状疱疹は 50 歳以上で発症が増えることはよく知られている．日本皮膚科学会が行った皮膚科受診患者の多施設横断調査においても，55 歳以上で患者数の著明な増加がみられた[3]．それでは加齢以外の帯状疱疹発症のリスク因子はあるだろうか？　帯状疱疹リスク因子に関する 88 論文(帯状疱疹 3,768,691 例)でのメタ解析では，HIV/AIDS による免疫抑制(RR=3.22)，悪性腫瘍(RR=2.17)，家族歴(RR=2.48)，身体的外傷(RR=2.01)，高齢(RR=1.65)は比較的顕著なリスク因子であった．心理的ストレス，女性，糖尿病，関節リウマチ，心血管疾患，腎疾患，全身性エリテマトーデス(SLE)，炎症性腸疾患などの併存疾患がある場合は，対照群と比較してリスクがやや上昇した(RR=2.08-1.23)．また論文数は少ないながらも精神的外傷，ストレスも有意にリスクを上昇させていた(RR=2.01-1.47)[4]

3．帯状疱疹疫学の最近の変化は？

本邦では 2014 年 10 月から小児に対し水痘ワクチンは定期接種(2 回)が開始された．定点観測のデータではあるが，定期接種開始直後から水痘の報告数は激減し，季節変動も消失した．特にコロナ禍の 2020 年以降はほとんど報告されなくなった．米国では水痘ワクチン定期接種後から水痘患者数の減少がみられるとともに，高齢者の帯状疱疹患者数の上昇がみられるが，それ以外にも 20～49 歳の比較的若年者の帯状疱疹患者数の上昇，10 歳代の患者数の微増とともに 9 歳以下の帯状疱疹患者数の減少が認められている[5][6]．これは水痘患者の減少によりブースター効果も低下し，VZV に対する特異免疫の維持が高齢者を中心に困難になったことが原因と思われる一方，ワクチン接種者では帯状疱疹の発症が少なくなっていることが

考えられる．本邦でも宮崎県での大規模疫学調査（宮崎スタディー）での，0～4歳の水痘ワクチン接種者の帯状疱疹発症率は，2014年の水痘発症率の減少に伴い減少，5～9歳の帯状疱疹発症率は，2015～2017年にかけて増加しその後減少している．また一方，2014～2020年にかけて，10～19歳，20～29歳，30～39歳，40～49歳，50～59歳の帯状疱疹発症率はそれぞれ36.6％，51.3％，70.2％，56.7％，27.3％増加した．60歳以上の患者の発症率は，2014年～2020年にかけて毎年2.3％増加で，水痘の流行の影響を受けなかった[7]．今後しばらくは若年者の帯状疱疹患者数が増加していく可能性がある．

4．薬剤誘発性帯状疱疹について

近年，様々な炎症性疾患の治療にJAK阻害薬が応用されるようになり，皮膚科領域でもアトピー性皮膚炎や乾癬，円形脱毛症の内服，外用薬が使用できるようになっている．一方で副作用として各種感染症，特に帯状疱疹の頻度を数倍～数十倍に高めることが知られている．JAK阻害薬によって発症する帯状疱疹は人種（欧米人に少なく日本人は最も多い），帯状疱疹の既往歴のある患者により多く発症するなどのリスク因子が知られている[8]．

JAK阻害薬以外に帯状疱疹発症に関わる薬剤として注目されているものがアニフロルマブである．アニフロルマブは，Ⅰ型インターフェロン（IFN）受容体サブユニット1（IFNAR1）に結合するヒトモノクローナル抗体であり，中等度から重度のSLEの成人の治療に使用される．この薬剤により受容体を介したⅠ型IFNシグナル伝達が遮断され，IFN応答性遺伝子の発現および下流の炎症・免疫が抑制され効果を発揮するが，その結果帯状疱疹の発症が増加する．

帯状疱疹の病態

1．帯状疱疹の合併症

帯状疱疹は皮膚だけの病気ではない．帯状疱疹の合併症は中枢神経系，血管系，末梢神経系，眼

表 1．帯状疱疹の合併症

中枢神経系	眼科系
脳髄膜炎 脊髄炎	眼瞼結膜炎 角膜
血管系	ぶどう膜炎
脳血管障害	網膜炎
末梢神経系	**耳鼻科系**
運動神経麻痺 帯状疱疹後神経痛	耳鳴 目眩 顔面神経麻痺

（文献9より引用，改変）

科系，耳鼻科系のものがあり，特に頭頸部の帯状疱疹では注意すべきである（**表1**）[9]．合併症を疑った際には，原疾患である帯状疱疹の治療とともに，関連他科と連携して合併症の治療も行っていく必要がある．

帯状疱疹の合併症として最も頻度の高いものは帯状疱疹後神経痛（postherpetic neruralgia：PHN）である．最近の日本の疫学調査では，外来で抗ウイルス薬治療を受けた患者の12.4％が90日後に，4.0％が360日後でも疼痛が残存していた．高齢者，初診時の皮疹や疼痛が重症な群では疼痛残存率が上昇する傾向にあった[10]．PHNに関わらず，帯状疱疹の痛みは患者QOLを低下させる．フランスでの9,038名の帯状疱疹患者（急性期痛8,103名，PHN935名）をMedical Outcome Study Short Form 36（MOS SF 36）を用いてQOLを調べた調査では，急性期痛，PHNとも様々な尺度でQOLの低下がみられた[11]．

2．帯状疱疹と脳-心血管障害

最近注目されている合併症として，帯状疱疹後の脳-心血管系イベント（C-CVE）の増加がある．2016年4月～2018年3月までの後向きコホート研究で，日本全国の入院患者データベースであるDPCデータベースから抽出した帯状疱疹入院症例（1,208病院，29,054例）を対象とした研究では，入院症例の年齢中央値は71.0歳，女性15,202例（52.3％），病型は中枢神経型（n＝9,034），播種型（n＝3,051），眼周囲（n＝1,069）であり，C-CVEの院内死亡は301人（1.0％），入院後の発症は385人（1.3％）であった．基礎疾患の有無による30日

院内生存率は，それぞれ96.8%，98.5%であった．年齢75歳以上（ハザード比［HR］，2.18；95%信頼区間［CI］，1.55-3.05），肝硬変または肝不全（HR，5.93；95%CI，2.16-16.27），慢性腎不全（HR，1.82；95%CI，1.24-2.68），心不全（HR，1.65；95%CI，1.22-2.24）および陳旧性脳血管障害（HR，1.92；95%CI，1.10-3.34）は短期予後不良と関連していた．また，年齢≧75歳（オッズ比［OR］，1.70；95%CI，1.29-2.24），糖尿病（OR，1.50；95%CI，1.19-1.89），脂質異常症（OR，1.95；95%CI，1.51-2.51），高尿酸血症（OR，1.63；95%CI，1.18-2.27），高血圧症（OR，1.76；95%CI，1.40-2.20），心不全（OR，1.84；95%CI，1.32-2.55），グルココルチコイド投与（OR，1.59；95%CI，1.25-2.01）は院内 C-CVE 発症のリスク上昇と関連していた[12]．このことから高齢者，基礎疾患を持つ帯状疱疹患者でのワクチン予防の重要性が示唆される．

帯状疱疹の治療

1．核酸アナログ製剤と使用上の注意点

現在，帯状疱疹に対して使用できる核酸アナログ製剤にはアシクロビル（ゾビラックス®），バラシクロビル（バルトレックス®），ファムシクロビル（ファムビル®），ビダラビン（アラセナ-A®）がある．アシクロビル，ペンシクロビルはグアノシン誘導体であり，ウイルス感染細胞内でウイルスのチミジンキナーゼによりリン酸化されたあと，ヒトの酵素により3リン酸化され活性型となる．活性化型アシクロビル，ペンシクロビルはデオキシグアノシン3リン酸と拮抗してウイルスの DNA ポリメラーゼを抑制し，デオキシグアノシン3リン酸がウイルス DNA 鎖に取り込まれるのを阻害する．また，活性型アシクロビルはウイルス DNA に取り込まれ，DNA 鎖の伸長を停止（chain termination）させることによってウイルス増殖を阻止する．バラシクロビル，ファムシクロビルはそれぞれアシクロビル，ペンシクロビルの経口吸収性を改善したプロドラッグ（アシクロビルの L-バリンエステル）である．消化管吸収性の高さとプロドラッグ化によりバラシクロビルの生物学的利用率はアシクロビルに比べ3～5倍増強している．ファムシクロビルも経口投与後，腸および肝臓で速やかに代謝を受け，ペンシクロビルへと変換され抗ウイルス作用を発現する．アシクロビルに比べ VZV 感染細胞内における活性体（ペンシクロビル3リン酸）の半減期が10倍以上長いという特徴を持つ．ビダラビンは，核酸塩基アデニンのアナログであり，宿主細胞由来のチミジンキナーゼにより3リン酸化され，ウイルス特異的 DNA ポリメラーゼの阻害やリボヌクレオシド還元酵素の阻害などにより抗ウイルス作用を示す．

核酸アナログ系抗ヘルペスウイルス薬の主な排泄経路は腎臓である．バラシクロビルやファムシクロビルといったプロドラッグは経口吸収がよく，十分な血中濃度が得られる一方，腎障害のある患者や高齢者では薬物血中濃度の上昇により急性腎障害や中枢神経症状といった抗ヘルペスウイルス剤の副作用の発現率が高くなる．そのため腎機能低下患者への投与に際してはクレアチニンクリアランスに応じた用法・用量の調節が必要である（**表2**）．なお，高齢者は筋肉量が少ないため，血清クレアチニン値を腎機能の指標として用いた場合，過大評価する危険性がある．70歳以上の高齢者では，健常人であってもクレアチニンクリアランスの平均値は若年者の半分程度となっているということが知られており，高齢者に多い疾患である帯状疱疹では抗ヘルペスウイルス薬の適切な減量に注意が必要である．また，高齢者は口渇感や飲水量が低下しているため，内服するときはコップ1杯の水を飲むように指導するのが望ましい．

2．ヘリカーゼ・プライマーゼ阻害薬と使用上の注意点

帯状疱疹に使用できるヘリカーゼ・プライマーゼ阻害薬としてはアメナメビルがある．このアメナメビル（開発名：ASP2151，商品名：アメナリーフ®）はアステラス製薬が開発し，マルホが臨床試験を実施して2017年7月に認可され，2017年9月

表 2. 腎機能障害帯状疱疹患者における抗ヘルペスウイルス薬の用量

CCr(mL/min)	アシクロビル錠	アシクロビル注射用	CCr(mL/min)	バラシクロビル錠	CCr(mL/min)	ファムシクロビル錠	アメナメビル錠
>50	1回 800 mg を1日5回	8時間ごと5 mg/kg	≧50	8時間ごと1000 mg	≧60	1回 500 mg を1日3回	減量の設定なし
25～50	1回 800 mg を1日5回	12時間ごと5 mg/kg	30～49	12時間ごと1000 mg	40～59	1回 500 mg を1日2回	
10～25	1回 800 mg を1日3回	24時間ごと5 mg/kg	10～29	24時間ごと1000 mg	20～39	1回 500 mg を1日1回	
<10	1回 800 mg を1日2回	24時間ごと2.5 mg/kg	<10	24時間ごと500 mg※	<20	1回 250 mg を1日1回※2	

※血液透析患者では 24 時間ごと 250 mg(血液透析日は透析後に投与)
※2血液透析患者には 250 mg を透析直後に投与する. なお次回透析前に追加投与は行わない.
ビダラビン…CCr<10 mL/min の場合, 使用量を 75%に減量(透析患者は透析後)
アメナメビル…透析を必要とする腎障害患者における試験は行われていない.

に発売開始されたものであり, 現在日本でのみ使用可能である. ヘリカーゼ・プライマーゼとは, VZV では helicase ORF55, primase ORF6, cofactor ORF52 の 3 つの蛋白の複合体酵素である. この酵素は, ウイルスの 2 本鎖 DNA をほどいて 2 本の 1 本鎖にするヘリカーゼ活性, そしてそれぞれの 1 本鎖となった鋳型 DNA に DNA 複製の起点となる RNA プライマーを合成するプライマーゼ活性を持つ. RNA プライマーが合成されると, それを起点としてウイルスの DNA ポリメラーゼが働き, 相補的ウイルス DNA 伸長を開始する. このようにアメナメビルは既存の核酸アナログ製剤よりもより早い段階でウイルス DNA の複製を阻害する.

アメナメビルの特徴としては, VZV DNA 複製阻害作用の強さと, 薬物動態の良さから, 1 日 1 回投与で十分な抗ウイルス作用を発揮すること, 既存の抗ヘルペスウイルス薬と作用機序が異なるため, 交差耐性を示さないこと, さらに別項で述べたように既存の経口抗ヘルペスウイルス薬はすべて腎排泄性のため, 腎機能の程度に応じて投与量を調節する必要があるが, 本剤は主として胆汁から糞便に排泄されるため, 透析患者を含め容量調節の必要はないという 3 点が挙げられる.

アメナメビルは CYP3A で代謝されるため, CYP3A 代謝と関連する薬剤は併用禁忌, 併用注意となる. このうち併用禁忌薬はリファンピシン 1 剤である. その他の薬剤は併用注意となるが, 基本的には併用はアメナメビルおよび併用薬の血中濃度を低下させる方向に働くため, 薬物濃度上昇に起因する副作用は出現ししにくいと思われる. また, アメナメビルはマウスの脳や脊髄に対しほぼ髄液移行性がないことから, ヒトにおける髄膜移行性も同様に低いと考えられる. そのため, 脳炎を合併する可能性のある場合の使用には注意が必要である. 服薬時の注意点として, アメナメビルは空腹時に服用すると最高血中濃度(Cmax)および血中濃度時間曲線下面積(AUC)が大きく減少してしまうため, 食後に服用することが重要である. 添付文書によると, 食後投与に対して, 空腹時投与では Cmax が約 0.64 倍, AUC が約 0.52 倍に減少した. また, 最高血中濃度到達時(Tmax)も空腹時投与で 2 時間, 食後投与では 4 時間と食事により延長することが確認されている. そのため, 処方したら, 1 回目は食後に, また翌日からは朝食後に内服するよう指示したほうがいい.

帯状疱疹ワクチンについて

1. ワクチンはどう効果を発揮するのか?

帯状疱疹発症の原因としては加齢による VZV 特異的細胞性免疫が低下することが考えられている[13)14)]. 一方, 水痘生ワクチンを高齢者に接種すると, VZV 特異的細胞性免疫が増強することが知られており[15)], このワクチン接種による細胞性免疫増強効果が帯状疱疹発症阻止に働いていると考えられる. 2005 年に発表された, 米国での 60 歳以上の約 4 万名を対象とした大規模な無作為化二重盲検プラセボ対照試験では, 帯状疱疹ワクチン

表 3-a. 水痘生ワクチン接種不適当者

1. 明らかな発熱を呈している者
2. 重篤な急性疾患にかかっていることが明らかな者
3. 本剤の成分によってアナフィラキシーを呈したことがあることが明らかな者
4. **明らかに免疫機能に異常のある疾患を有する者および免疫抑制をきたす治療を受けている者**
5. 妊娠していることが明らかな者
6. 上記に掲げる者のほか，予防接種を行うことが不適当な状態にある者

表 3-b. 明らかに免疫機能に異常のある疾患を有する者および免疫抑制をきたす治療を受けている者の詳細

接種後 2 週間以内に治療などにより末梢血リンパ球数の減少あるいは免疫機能の低下が予想される場合		
細胞性免疫不全状態の場合		
骨髄やリンパ系に影響を与える疾患	免疫抑制状態あるいは免疫不全状態にある場合	
HIV 感染または AIDS		
悪性腫瘍の患者	急性骨髄性白血病，T 細胞白血病，悪性リンパ腫，慢性白血病	免疫抑制状態あるいは免疫不全状態にある場合
	急性リンパ性白血病	① 完全寛解後 3 か月未満 ② リンパ球数が 500/mm³ 未満 ③ 遅延型皮膚過敏反応テストが陰性 ④ 維持化学療法としての 6-メルカプトプリン投与以外の薬剤を接種前後 1 週間以内に使用 ⑤ 強化療法や広範な放射線治療などの免疫抑制作用の強い治療を受けている
	悪性固形腫瘍	摘出手術または化学療法によって腫瘍の増殖が抑制されていない場合
		腫瘍の増殖が抑制されている状態で，急性リンパ性白血病の ①〜⑤ に該当する場合
免疫抑制・化学療法などを受けている	副腎皮質ステロイド剤，免疫抑制剤を使用している	副腎皮質ステロイド剤（注射剤，経口剤）：プレドニゾロンなど 免疫抑制剤：シクロスポリン（ネオーラル，サンディミュン） 　　　　　　タクロリムス（プログラフ） 　　　　　　アザチオプリン（イムラン）など により，明らかに免疫抑制状態である場合
	上記以外の免疫抑制作用のある薬剤を使用している	抗リウマチ剤や抗悪性腫瘍剤などにより，明らかに免疫抑制状態である場合

（2020 年 10 月改訂乾燥弱毒生水痘ワクチン「ビケン」インタビューフォーム）

接種後平均 3.12 年の追跡期間中，帯状疱疹発症頻度はワクチン群がプラセボ群に比して 51.3%減少，PHN は 66.5%減少，重症度も 61.3%減少したことが示された[16]．ワクチンの副反応は接種部の局所反応が主体で，重篤なものはみられなかった．また，その後のサブ解析で，60 歳代接種群のほうが 70 歳以上接種群に比べワクチン効果が高いことが明らかとなった[17]．米国では 2006 年 5 月より免疫能正常な 60 歳以上を対象として帯状疱疹ワクチン（ZOSTAVAX®）の接種が推奨されていたが，2011 年 3 月からはその年齢が 50 歳以上に引き下げられている．本邦では，乾燥弱毒生水痘ワクチン「ビケン」は，ZOSTAVAX® と本質的に同じワクチンであることに基づき，帯状疱疹に対する予防効果は医学薬学上公知であるとして，「50 歳以上の者に対する帯状疱疹予防」の効能追加が 2016 年 3 月に認められた．

2．生ワクチンの注意点

臨床治験後の長期追跡調査により，ZOS-TAVAX® のワクチン効果は 8 年，疾病負荷に対する効果は 10 年で統計学的に有意な効果が消失することが判明している．また生ワクチンのため，妊婦，非寛解状態の血液がん患者，造血幹細胞移植後，固形がんで 3 か月以内に化学療法施行の患者，免疫抑制療法施行中の患者や HIV 患者など帯状疱疹発症リスクが高いと思われる患者には禁忌であることが問題点として挙げられる．**表 3**に水痘生ワクチン接種不適応者についてまとめ

表 4. 2つの帯状疱疹ワクチン

生ワクチン
・用法および用量：本剤を添付の溶剤（日本薬局方注射用水）0.7 mL で溶解し，通常，その 0.5 mL を 1 回皮下に注射する
・有効性：60 歳以上で 51.3％（n：38,546）
・副反応発現率：58.1％（n：3,345）
・小児では水痘の定期接種として使用されてきた
・免疫抑制患者は接種不適当者に該当

サブユニットワクチン
・用法および用量：抗原製剤を専用溶解用液全量で溶解し，通常，50 歳以上の成人に 0.5 mL を 2 か月間隔で 2 回，筋肉内に接種する
・有効性：50 歳以上で 97.2％（n：15,411），70 歳以上で 89.8％（n：29,305）
・副反応発現率：局所性副反応発現率 80.8％，全身性（注射部位以外）副反応発現率 64.8％（n：4,876）
・疼痛等の副反応の頻度が高く，程度の強いケースもあるので，被接種者への事前の説明が重要
・免疫抑制患者は接種要注意者に該当

た．今後はハイリスク患者へのワクチン接種や長期有効性，安全性の検証などが課題として挙げられる．

3．サブユニットワクチンの効果と注意点

シングリックス筋注用（乾燥組替え帯状疱疹ワクチン（チャイニーズハムスター卵巣細胞由来））は，抗原として遺伝子組換え技術で作製した VZV の糖タンパク E（VZV gE）とアジュバント AS01B から構成されるサブユニットワクチンである．抗原として用いられている VZV gE は，ウイルス感染細胞の表面に豊富に存在している糖タンパクであり，ウイルス感染時に重要な役割を果たし，宿主免疫応答のよい標的となる．アジュバント（Adjuvant）とは，ラテン語で「助ける」という意味をもつ"adjuvare"という言葉を語源に持ち，ワクチンと同時に投与することでその効果（免疫原性）を増強する目的で使用される物質（因子）の総称である．本ワクチンに用いられている AS01B は TLR4 作動薬である monophosphoryl lipid A（MPL）とサポニン構成要素である QS21（植物抽出物）にリポソームが配合されたアジュバントであり，強い液性，細胞性免疫誘導能を持つことが知られている．シングリックスは第Ⅰ，Ⅱ相試験で，日本人を含む健常人，HIV 患者など免疫抑制患者での安全性と[18]，また高齢者において少なくとも 3 年間の強い免疫誘導能が確認されている[19]．

シングリックスの第Ⅲ相試験は，国際共同プラセボ対照研究として日本を含むアジア，アメリカ，ヨーロッパ 18 か国，50 歳以上の健常人（帯状疱疹の既往もしくはワクチン接種歴のある者は除外）15,411 人を対象に行われた（ZOE-50）[20]．平均 3.2 年間の観察期間中，ワクチンによる帯状疱疹発症阻止効果は 97.2％と驚くべき結果が得られた．また年齢による効果の差もみられなかった．プラセボに比べ副反応の発現率は高かったが，軽度～中程度の者が多く，一過性のものであった．また，平行して行われた 70 歳以上の健常人での同じプロトコール試験（ZOE-70）[21]においても帯状疱疹発症阻止効果は 89.8％であった[21]．2 つの試験の 70 歳以上の被験者のプール解析（70 歳以上，計 1 万 6,596 例）をしたところ，帯状疱疹に対するワクチン有効率は 91.3％，帯状疱疹後神経痛への有効率は 88.8％であり，PHN に対する高い有効性も証明された．追跡 4 年目の有効性は 93.1％であり，帯状疱疹発症予防効果が維持されていた．また，最近発表された長期試験では 10 年目までの有効率は 73.2％と報告されている[22]．

シングリックスの第Ⅲ相試験では，主な局所性（注射部位）副反応は，疼痛 78.0％，発赤 38.1％，腫脹 25.9％であり，これらの症状の持続期間の中央値は 3.0 日であった．主な全身性（注射部位以外）副反応は，筋肉痛 40.0％，疲労 38.9％，頭痛 32.6％であり，これらの症状の持続期間の中央値は 2.0 日であった[21]．また，死亡を含む重篤な副反応の発現率は，プラセボ群と差がなかった．表 4 に

2つの帯状疱疹ワクチンの特徴についてまとめた.

4. 帯状疱疹ワクチンに関するトピックス

シングリックスに関しては2023年6月26日に"帯状疱疹の発症リスクが高いと考えられる18歳以上"を対象とした用法および用量追加に係る製造販売承認事項一部変更承認を取得し,接種対象者を拡大したとするプレスリリースが発表された[23].また近年,帯状疱疹ワクチンを公費助成する自治体が少しずつ増加してきている(2023年6月22日現在195自治体,全国保険医団体連合会調べ)[24].今後,本邦でも高齢者ワクチンの1つとして帯状疱疹ワクチンの定期接種化に向けての議論が深まっていくことが期待される.

おわりに

以上,帯状疱疹の病態や疫学,治療や予防についての最近のトピックスを中心に述べてきた.皮膚科医として知っておくべき事柄ばかりであり,ぜひ患者や他科の医師の相談や啓発に役立てていただきたいと思う.

文 献

1) 平松祐司:水痘感染妊婦の取り扱い.岡山医学会雑誌, **120**:219-221, 2008.
2) Ouwendijk WJD, et al:Varicella-zoster virus VLT-ORF63 fusion transcript induces broad viral gene expression during reactivation from neuronal latency. *Nat Commun*, **11**:6324, 2020.
3) 古江増隆ほか:本邦における皮膚科受診患者の多施設横断四季別全国調査.日皮会誌, **119**:1795-1809, 2009.
4) Marra F, et al:Risk Factors for Herpes Zoster Infection:A Meta-Analysis. *Open Forum Infect Dis*, **7**:ofaa005, 2020.
5) Hales CM, et al:Examination of links between herpes zoster incidence and childhood varicella vaccination. *Ann Intern Med*, **159**:739-745, 2013.
6) Goldman GS, et al:Review of the United States universal varicella vaccination program:Herpes zoster incidence rates, cost-effectiveness, and vaccine efficacy based primarily on the Ante-

lope Valley Varicella Active Surveillance Project data. *Vaccine*, **31**:1680-1694, 2013.
7) Shiraki K, et al:Effect of universal varicella vaccination and behavioral changes against coronavirus disease 2019 pandemic on the incidence of herpes zoster. *J Dermatol Sci*, **104**:185-192, 2021.
8) 今福信一:JAK阻害薬と帯状疱疹.臨床皮膚科, **76**:161-163, 2022.
9) 渡辺大輔:グラフ 帯状疱疹の合併症のサイン.週間医事新報, **4672**:18-20, 2013;
10) Imafuku S, et al:One-year follow-up of zoster-associated pain in 764 immunocompetent patients with acute herpes zoster treated with famciclovir(FAMILIAR study). *J Eur Acad Dermatol Venereol*, **28**:1716-1722, 2014.
11) Chidiac C, et al:Characteristics of patients with herpes zoster on presentation to practitioners in France. *Clin Infect Dis*, **33**:62-69, 2001.
12) Ishikawa Y, et al:Short-Term Prognostic Factors in Hospitalized Herpes Zoster Patients and Its Associated Cerebro-Cardiovascular Events:A Nationwide Retrospective Cohort in Japan. *Front Med(Lausanne)*, **9**:843809, 2022.
13) Okuno Y, et al:Assessment of skin test with varicella-zoster virus antigen for predicting the risk of herpes zoster. *Epidemiol Infect*, **141**:706-713, 2013.
14) Asada H, et al:An inverse correlation of VZV skin-test reaction, but not antibody, with severity of herpes zoster skin symptoms and zoster-associated pain. *J Dermatol Sci*, **69**:243-249, 2013.
15) Takahashi M, et al:Enhancement of immunity against VZV by giving live varicella vaccine to the elderly assessed by VZV skin test and IAHA, gpELISA antibody assay. *Vaccine*, **21**:3845-3853, 2003.
16) Oxman MN, et al:A vaccine to prevent herpes zoster and postherpetic neuralgia in older adults. *N Engl J Med*, **352**:2271-2284, 2005.
17) Oxman Mn, et al:Vaccination against Herpes Zoster and Postherpetic Neuralgia. *J Infect Dis*, **197**(Suppl 2):S228-S236, 2008.
18) Berkowitz EM, et al:Safety and immunogenicity of an adjuvanted herpes zoster subunit candidate vaccine in HIV-infected adults:a phase

1/2a randomized, placebo-controlled study. *J Infect Dis*, **211**：1279-1287, 2015.

19）Chlibek R, et al：Safety and immunogenicity of three different formulations of an adjuvanted varicella-zoster virus subunit candidate vaccine in older adults：a phase Ⅱ, randomized, controlled study. *Vaccine*, **32**：1745-1753, 2014.

20）Lal H, et al：Efficacy of an adjuvanted herpes zoster subunit vaccine in older adults. *N Engl J Med*, **372**：2087-2096, 2015.

21）Cunningham AL, et al：Efficacy of the Herpes Zoster Subunit Vaccine in Adults 70 Years of Age or Older. *N Engl J Med*, **375**：1019-1032, 2016.

22）Strezova A, et al：Long-term Protection Against Herpes Zoster by the Adjuvanted Recombinant Zoster Vaccine：Interim Efficacy, Immunogenicity, and Safety Results up to 10 Years After Initial Vaccination. *Open Forum Infect Dis*, **9**：ofac485, 2022.

23）GSK 社：プレスリリース
https://jp.gsk.com/ja-jp/news/press-releases/20230626-shingrix/

24）全国保険医団体連合会：帯状疱疹ワクチン接種費用助成自治体一覧（未定稿）.
https://hodanren.doc-net.or.jp/wp-content/uploads/2019/09/230622_hzvccn.pdf

MB Derma, 342：10 16, 2023.

◆特集／いまさら聞けない！ウイルス感染症診療マニュアル

単純疱疹
―単純ヘルペスウイルスキットの使い方と新しい治療法―

宮地素子*　　今福信一**

Key words：再発性単純ヘルペス(recurrent herpes simplex)，免疫クロマトグラフィー(immunochromatography)，迅速抗原検査(rapid antigen test)，PIT(patient initiated therapy)，アメナメビル(amenamevir)

Abstract 潜伏感染し再発を繰り返す単純ヘルペスウイルス(HSV)感染症は病変部からHSVを検出することで診断できる．短時間でHSV抗原を検出する免疫クロマトグラフィー法が2023年から性器のみでなく口唇などの皮膚の単純ヘルペス(HS)を疑う疾患に適用範囲が拡大され，日常診療でより正確，迅速に診断できるようになった．PIT(patient initiated therapy)は再発を繰り返し，初期症状が正確に判断できる患者に対して初期症状を感じた時点で患者の判断で抗ウイルス薬の内服を開始する治療法である．症状の軽症化や治癒期間を短縮し1日で治療が終わるone-day-treatmentのため患者のQOLがより改善される治療法である．PITは2019年からファムビル®が，2023年からヘリカーゼ・プラマーゼ阻害薬のアメナリーフ®が承認された．

はじめに

既知のヒトヘルペスウイルスは9種類あり，単純ヘルペスウイルス1型と2型(herpes simplex virus：HSV-1，-2)，水痘・帯状疱疹ウイルス(varicella zoster virus：VZV)の3つはαヘルペスウイルスに分類される．HSVの初感染の多くは不顕性感染であり，HSV-1は乳幼児期に唾液などを介して，HSV-2は青年期に性感染症として感染することが多い．初感染後は知覚神経の神経細胞内に潜伏しており，再活性化すると神経節から下降し皮膚に再発病変を形成するか無症候性にウイルスを排泄して新たな感染を引き起こす[1]．

HSVの抗体検査

ウイルス感染症の診断には原則的に ① ウイルスそのもの，あるいはウイルスが細胞に感染した証拠を検出する方法と，② 血清学的にウイルス抗体価の上昇から感染を証明する方法がある．両検査の注意として，ウイルスが証明されてもそれが病変部や病期以外にも証明される場合は病変との関連性は薄い可能性がある．したがって潜伏感染をする少量のウイルスも検出するような感度の高いPCRを用いた検査の場合はその解釈に注意が必要である．ウイルス感染の証明には病原体と抗体価の両者が揃って証明されるのが望ましい．

HSVに感染すると一生その抗体価が陽性となるのはほかのウイルスと同様であるが，特異的なのはCF抗体価が陰性にならないということである．CF抗体価は通常感染後一過性に上昇して1年程度で陰性化するもので感度が低い．通常，既感染のパターンはIgG陽性，CF陰性となるがHSVの場合，CFは高頻度に陽性となる[2]．この理由としてHSVが症候性もしくは無症候性に再活性化することで常に免疫が刺激されている可能性が考えられる．そのためHSVにおいて血清学的検査は既往の診断のためにはよいが，現在の病変がHSVか診断する目的には初感染を除いて有用ではない．HSVの再発病変では皮膚や粘膜に水疱や

---

* Motoko MIYACHI, 〒814-0180 福岡市城南区七隈7-45-1　福岡大学医学部皮膚科学教室
** Shinichi IMAFUKU, 同，教授

膿疱，びらん・潰瘍を形成し，皮疹部には HSV が含まれるのでこれを検出することで診断ができる．HSV 抗原を検出する迅速検査キットとして 2013 年にプライムチェック® HSV が性器ヘルペスに対して保険適用された．これは免疫クロマトグラフィー法を用いたものであり，角膜ヘルペスには同様の原理を用いたチェックメイト® ヘルペスアイが保険適用されている．口唇ヘルペスにはいずれも用いることができないのでデルマクイック® HSV が承認されるまでは Tzanck テストか蛍光抗体法で抗原検査を行っていた．Tzanck テストは外来で簡便にできる迅速検査でウイルスに感染した角化細胞を検出できる．感染細胞が膨化した巨細胞や融合した巨細胞として認められる．蛍光抗体法の検体の採取法は Tzanck テストと同様で HSV の型判別ができる．いずれも感度はあまり高くないので細胞量をある程度確保しないと偽陰性となる[3]．

免疫クロマトグラフフィー

2023 年 2 月から VZV 用に発売されている迅速検査キットシリーズに HSV 用が追加され，デルマクイック® HSV として発売された．性器だけでなく口唇など皮膚の単純ヘルペスにも保険適用される HSV 抗原検出キットとなった．

デルマクイック® HSV は検査キットになっており使用方法は簡単で，病変部を付属のスワブで擦り検体を採取し擦過したスワブを液につけて揉んだあと，クロマトグラフィーのプレートに 3 滴滴下する．検体は微量でも反応するが水疱がある場合はそれを破り，痂皮の場合は痂皮を 1 か所剥いで下床を擦過するほうがより検出しやすい．試料中の HSV 抗原と着色粒子をラベルされたモノクローナル抗体が結合し，その結合物がメンブレンを移動して判定部に固定化された抗 HSV モノクローナル抗体とさらに結合することで着色ラインが形成される．それを確認して陽性・陰性を判定する．試料を滴下した 5〜10 分後に陽性であればコントロールとテストラインに 2 本の線が出現する（図 1）．テストラインは抗原量が少ない場合には色調に反映されるため，きわめて薄くても目視できれば陽性と判断する．テストラインが一部途切れていたり，濃さにムラがあったりしても有効である．陰性であればコントロールのみに線がみられる．コントロールラインが生じない場合には判定は無効である．VZV，サイトメガロウイルス，細菌，真菌とも交差反応性はなく特異度，感度の高い検査といえる．ただし HSV-1，-2 の型判別はできない．試料は VZV 抗原キット「デルマクイック® VZV」との相互使用が可能で，帯状疱疹か単純ヘルペスか迷うような症例では，疑わしいほうから検査して，それが陰性であればもう一方を検査するという方法ができるようになった（保険請求が 2 回分できるかは現時点で不明）．帯状疱疹や伝染性膿痂疹など鑑別が難しい病変の診断にも効果を発揮することが考えられる．全体一致率はリアルタイム PCR 法で 88.4%，既承認品で 93.0% と高い一致率を示している．採取した皮疹の状態別では水疱，膿疱，びらん・潰瘍の順にウイルス DNA の濃度が高く $1.0×10^7$ コピー数/mL 以上の割合は順に 73.5%，50.0%，41.9% であった．皮疹出現後の日数が短いほど皮疹部に含まれる HSV-DNA 濃度が高く，$1.0×10^6$ コピー数/mL 以上の検体数は 1 日目 92.3%（12/13），2 日目 83.9%（26/31），3 日目 85.3%（29/34），4 日目 72.0%（18/25），5〜6 日目 63.6%（14/22）であった．培養したウイルスを用いたデルマクイック® HSV の最小検出感度は HSV-1 が $1.7×1.0^3$ puf/mL，HSV-2 が $6.7×10^3$ puf/mL であった[4]．

デルマクイック® HSV の承認に伴い保険診療で皮膚の「単純ヘルペスウイルス抗原定性」180 点が新設された．従来の性器ヘルペスで抗原定性を行った場合は同じキットを用いても 210 点のままなので注意が必要である．単純ヘルペスウイルス感染症が疑われる皮膚病変を認めた初発の患者に対し実施した場合に算定できる．当該検査を 2 回目以降行う場合においては本検査を実施した医学的必要性を診療報酬明細書の摘要欄に記載する必

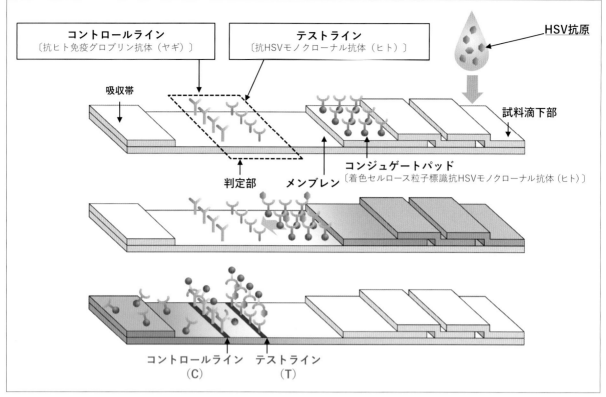

図 1. イムノクロマト法を測定原理とした HSV 抗原の検出用試薬

① テストカートリッジの試料滴下部に滴下された試料中の HSV 抗原は，コンジュゲートパッド中の着色セルロース
粒子標識抗 HSV モノクローナル抗体(ヒト)と反応して免疫複合体を形成
② 免疫複合体は，毛細管現象によりメンブレン上を移動し，判定部において，テストライン部に固相化された抗 HSV
モノクローナル抗体(ヒト)に特異的に捕捉され赤色を呈することによって，試料中の HSV 抗原を検出
③ 陽性，陰性にかかわらず，滴下された試料と反応しなかった着色セルロース粒子標識抗 HSV モノクローナル抗体
(ヒト)は，コントロールライン部に固相化された抗ヒト免疫グロブリン抗体(ヤギ)に捕捉されて赤色を呈する．こ
れにより，展開が正常に進んだことを確認
(マルホ株式会社提供；https://www.maruho.co.jp/medical/articles/dermaquick_hsv/measurement/index.html)

要がある．単純ヘルペスウイルス抗原定性は皮
膚，角膜および性器を合わせて算定はできない．

単純ヘルペスに対する抗ウイルス薬の作用機序

1．核酸アナログ

抗ヘルペスウイルス薬であるアシクロビル
（ACV）（ゾビラックス®），バラシクロビル（VCV）
（バルトレックス®），ファムシクロビル（FCV）
（ファムビル®）はいずれも DNA 合成を阻害する
核酸アナログと呼ばれる化合物で，DNA 合成を
阻害するが，HSV が感染している細胞内でのみ活
性型に変化するという特徴をもつ．核酸類似体は
DNA 合成の素材であるグアニンなどのヌクレオ
チドの類似物である．これは一見グアニン 3 リン

酸（GTP）のような核酸を DNA 複製中の細胞に入
れると GTP のようで GTP でないこの化合物は
GTP の代わりに DNA にはまり込むものの，正し
いデオキシリボースがないために次の塩基を繋げ
ない．よって DNA の複製は止まることになる．
この代表が ACV で，これは環(circle)のない(a-
は無の接頭辞)グアノシン(acycloguanocine)であ
る．次の塩基をつなげる OH 基がないため DNA
ポリメラーゼにこの ACV3 リン酸がはまり込む
と，ここで DNA 伸長反応は停止してしまう．
HSV が DNA を複製する酵素はウイルス独自のも
のを利用しており，この酵素に ACV3 リン酸は効
率よく取り込まれる．ペンシクロビル(PCV)も
まったく同様の機序で PCV3 リン酸として活性型

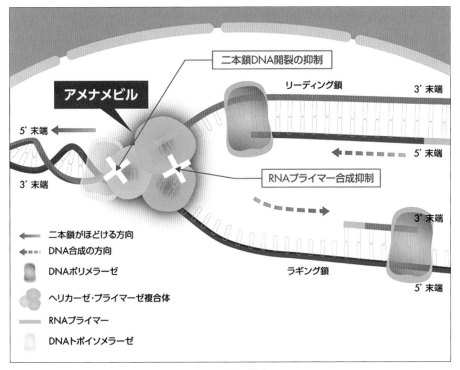

図 2. 作用機序
アメナメビルは VZV，HSV-1 および HSV-2 の複製の初期段階である二本鎖 DNA の
開裂および RNA プライマーの合成に必要なヘリカーゼ・プライマーゼ複合体の活性
を直接阻害することで，ウイルスの増殖を抑制する[5].
（マルホ株式会社提供：https://www.maruho.co.jp/medical/articles/amenalief/
mechanism/index.html）

になり，抗ヘルペスウイルス薬として HSV に作
用する.
　ACV と PCV はいずれも活性型になるリン酸化
反応が HSV の酵素で行われる点で同じである.
ウイルス感染細胞のなかでのみ活性型に変化する
ので，感染していない細胞では DNA 合成阻害作
用は生じず，したがって選択性が高く，高用量で
投与が可能となる. 未変化体は速やかに尿中に排
泄される. これらの抗ウイルス薬は内服薬，一部
外用薬として製剤化されている.

2. ヘリカーゼ・プライマーゼ阻害薬（図 2）

　アメナメビル（アメナリーフ®）はヘリカーゼ・
プライマーゼ阻害薬であり，従来の核酸アナログ
製剤とは異なる作用機序の薬剤である. HSV-
DNA の複製はヘリカーゼにより二重螺旋構造が
一本鎖に解離されたのち，プライマー活性により
DNA の複製起点となる RNA プライマーが合成さ
れる. RNA プライマーを起点に DNA ポリメラー

ゼの働きにより一本鎖の DNA に相補的な塩基が
付加され新たな DNA が複製されるがアメナメビ
ルはヘリカーゼ・プライマーゼ複合体を直接阻害
するためウイルス DNA 複製を早期に効率的に抑
えることができる. また核酸アナログと交差耐性
を示さず，作用機序が異なるため従来の薬剤の低
感受性株に対しても高い抗ウイルス活性を示す.
2017 年に世界に先駆けて日本で初めて創製・臨床
開発された新しい作用機序の抗ヘルペスウイルス
薬である[5]. また，アメナメビルは主に肝臓で代
謝され胆汁に排泄されるため腎機能障害による薬
物動態への影響は類薬に比べて小さくクレアチニ
ンクリアランスに基づいた腎機能障害の程度に応
じた減量投与は設定する必要がない.
　併用禁忌薬のリファンピシンはアメナメビルの
代謝を抑制する. また併用禁忌薬ではないがシク
ロスポリンはアメナメビルの吸収を低下させる.

Patient initiated therapy（PIT）

1．病態からみた治療薬の意義

　渡辺らが行った再発性性器ヘルペス患者と医師に対して行った再発性性器ヘルペスの治療実態に関するアンケート調査[6]では232名の患者のうち直近1年の再発回数が6回以上が21人（9.1％），3〜5回が26人（11.2％）であった．患者全体の8割以上が年間再発回数に関係なく再発前に初期症状を「毎回感じる」，または「感じることが多い」と回答していた．また初期症状を感じる頻度が高いほど水疱が「毎回できる」，または「できることが多い」と患者が回答する傾向があった．医師側も再発頻度が高い患者ほど初期症状を正しく認識できていると判断していた．治療に関しては，内服薬による治療が外用薬のみの治療に比べて患者満足度が高い結果であった．

　再発性口唇・性器ヘルペスは自然治癒するため，治癒までの期間の短縮が治療の目的となる．したがって既に治りかけているものに対して治療する意義は低い．また性器ヘルペスは再発を抑制する治療により発症が抑制され，無症候性ウイルス排出からくるパートナーへの感染の確率を下げることも目標の1つとなる．単純ヘルペスの治療の方針は初感染と再発で異なるが，抗ヘルペスウイルス薬の作用機序から，できるだけ早期に抗ウイルス薬の全身投与を行うのが望ましい[7]〜[9]．

2．患者自身が服薬を開始する治療：patient initiated therapy（PIT）

　以前より再発性単純ヘルペス患者を対象として，再発の初期症状（局所の違和感，痛み，痒み，熱感など）を感じた時点で，患者判断で前もって処方していた抗ウイルス薬の服用を開始するpatient initiated therapy（PIT）を行うことにより皮疹や疼痛などの症状が消失する期間が短縮されることが報告されていた[10]〜[12]．本邦では2019年2月にファムビル®に，2023年2月にアメナリーフ®にPITが承認された．1日に内服する薬の量は通常の治療より多いが，総投与量は従来の単純ヘ

ルペス（herpes simplex：以下，HS）の治療量より少なく，1日という短期間で内服治療を終えることができる．抗ヘルペスウイルス薬がHSV-DNA合成阻害により効果を発揮する薬剤であることからHSVの再活性化が始まり複製を開始する早期の段階で服用することでウイルスの増殖を効率的に抑え，治癒期間を短縮させることができる．PITの処方をするにあたり下記の項目を確認し処方するのが望ましい．

・HSの同じ病型（口唇や性器など）の再発を繰り返す患者であるか臨床的に確認する．
・再発頻度が年間おおむね3回以上
・再発の初期症状（患部の違和感，灼熱感，瘙痒など）があったあとにHSが発症した既往があり，初期症状を感じた時点で抗ウイルス薬の内服が開始できる．
・肝・腎機能の状態や併用薬など抗ウイルス薬内服による副作用が起こりやすい項目はないか．

などを勘案したあと，処方するのが望ましい．実際の診療では，再発性単純ヘルペスの患者が受診した際に同じような部位に再発を繰り返すこと，その頻度が年3回以上であることを問診で確認する．実際に年3回以上の再発を確認する必要はない．

　プラセボを対象とした第Ⅲ相二重盲検比較試験ではHS患者のすべての病変部位が治癒するまでの時間の中央値はファムビル®群で4.7日，プラセボ群で5.7日，中央値の差［95％信頼区間］は−1.05日［−1.70〜−0.40日］，再発性の口唇ヘルペス患者のすべての病変部位が治癒するまでの時間の中央値はアメナリーフ®群で5.1日，プラセボ群で5.5日，中央値の差［95％信頼区間］は−0.43日［−0.92〜0.06日］，再発性の性器ヘルペス患者のすべての病変部位が治癒するまでの時間の中央値はアメナリーフ®群で4.0日，プラセボ群で5.1日，中央値の差［95％信頼区間］は−1.05日［−1.74〜−0.36日］でありファムビル®，アメナリーフ®群がそれぞれプラセボに対して優位に治療期間を短縮していた[13]．

表 1. PIT の用法用量

薬剤名	Ccr(mL/min)	1 回量	投与回数	投与間隔
アメナリーフ®		1,200 mg	食後に単回投与	
ファムビル®	≧60	1,000 mg	2 回	初回服用 12 時間後（許容範囲 6〜18 時間）
	40〜59	500 mg	2 回	初回服用 12 時間後（許容範囲 6〜18 時間）
	20〜39	500 mg	単 回	
	<20	250 mg	単 回	

3．PIT の処方

抗ウイルス薬は初期症状発現後，速やか（約6時間以内）に服用する．ファムビル®は腎機能に合わせて減量して投与することが可能である．PIT の用法用量はファムビル®の場合 1,000 mg/回を 12 時間ごとに 2 回内服，アメナリーフ®の場合 1,200 mg を 1 回内服する（**表 1**）．PIT の処方薬はファムビル®，アメナリーフ®ともにジェネリックは保険適用外となっている．

処方に関しては HS の症状がある場合は今回の治療分と次回再発時に服用する PIT 1 回分の処方が可能である．

処方例：

①HS の治療としてファムビル® 3 錠×5 日分（バラシクロビル 2 錠×5 日分）と次回再発分の PIT としてのアメナリーフ® PIT 量（ファムビル® PIT 量）の同時処方

②HS の治療として抗ウイルス薬を処方．同月別日に PIT 量を処方

いずれも処方日に適用名は「単純疱疹」と「再発性の単純疱疹」の 2 つが必要である．

PIT を行ったあとはその効果の判定や追加治療が必要な場合があること，PIT の処方は症状がないときでも処方が可能なので，次回服用分の処方のため早い段階で受診をすることを来院処方時に説明しておくとよい．

受診時に既に HS の皮膚粘膜症状がある場合は通常の治療（バラシクロビルもしくはファムシクロビル5日間処方）を行う．なおアメナメビルは単純ヘルペスに対する通常治療の適応はない．

本邦ではバラシクロビルに 2006 年 9 月から，おおむね年 6 回以上の再発を繰り返す性器ヘルペス患者に再発抑制療法が保険適用されている．バラシクロビル 500 mg を 1 日 1 回継続投与する方法で HS の再発日数を減らすことが可能である[14]．PIT，再発抑制療法のいずれも HS の発症を抑制，軽減させる治療法であり患者の QOL が改善する方法であるが再発回数の適用の目安が異なること，再発抑制療法は継続して内服する必要があるため患者の状況に応じて治療法を選択する．

最後に

唇や性器周囲に起こる病気は単純ヘルペスだけではなく臨床では診断に苦慮することがある．適切な検査を行い，正確に診断をすることで患者に必要な治療を行うことができる．多くの患者，特に性器ヘルペスの患者は，自分が「不治の」病気であると信じているため，後悔と憂鬱を感じている．HSV は世界人口の半数が罹患している普遍的なウイルスであり，性器ヘルペスに対しては抑制療法により HSV の複製を抑えることができる．正しい診断，包括的な説明，誤解に対処することは，患者を助けるうえで抗ウイルス療法と同じくらい重要である．

文　献

1) Whitley RJ, et al：Herpes simplex virus infections. *Lancet*, **357**：1513-1518, 2001.
2) Miyachi M, et al：Incidence of serum antibody titers against herpes simplex virus in Japanese patients. *J Dermatol*, **44**：47-51, 2017.
3) Murat Durdu, et al：The value of Tzanck smear test in diagnosis of erosive, vesicular, bullous, and pustular skin lesions. *J AM ACAD DERMATOL*, **59**：958-964, 2008.

4）帆足省吾ほか：イムノクロマト法を用いた単純ヘルペスウイルス抗原キットの性能評価. 新薬と臨床, **72**：107-121, 2023.

5）Chono K, et al：ASP2151, a novel helicase-primase inhibitor, possesses anti-viral activity against varicella-zoster virus and herpes simplex virus types 1 and 2. *J Antimicrob Chemother*, **65**：1733-1741, 2010.

6）渡辺大輔ほか：再発性性器ヘルペス患者の治療実態に関するアンケート調査-患者ニーズと医師（皮膚科，婦人科および泌尿器科）の診療実態-. 日臨皮会誌, **38**：445-453, 2021.

7）川島　眞ほか：ファムシクロビルの再発型単純疱疹患者に対する早期短期治療（1 日治療）による第Ⅲ相臨床試験-ランダム化プラセボ対照二重盲検並行群間比較多施設共同試験-. 日臨皮会誌, **35**：488-496, 2018.

8）Kawashima M, et al：A phase 3, randomized, double-blind, placebo-controlled study evaluating a single, patient-initiated dose of amenamevir for recurrent herpes labialis. *J Dermatol*, **5**：311-318, 2023.

9）Kawashima M, et al：Single-Dose, Patient-Initiated Amenamevir Therapy for Recurrent Genital Herpes：A Phase 3, Randomized, Double-Blind, Placebo-Controlled Study. *Open Forum Infect Dis*, **9**：1-8, 2022.

10）Canadian Famciclovir Study Group：Patient-initiated, twice-daily oral famciclovir for early recurrent genital herpes. A randomized, double-blind multicenter trial. *JAMA*, **276**：44-49, 1996.

11）Sacks SL, et al：Treatment of recurrent genital herpes simplex infections with oral acyclovir. A controlled trial. *JAMA*, **251**：2103-2107, 1984.

12）Leone PA, et al：Valacyclovir for Episodic Treatment of Genital Herpes：A Shorter 3-Day Treatment Course Compared with 5-Day Treatment. *CID*, **34**：958-962, 2002.

13）マルホ株式会社ホームページより：https://www.maruho.co.jp/medical/articles/amenalief/clinical-3/index.html

14）Kimberly A, et al：Sexually transmitted Infections Treatment Guidelines, 2021, *MMWR*, **70**：29-36, 2021.

MB Derma, 342：17-25, 2023.

◆特集／いまさら聞けない！ウイルス感染症診療マニュアル

尋常性疣贅と尖圭コンジローマ
―「疣贅外来」での取り組み―

川瀬正昭*

Key words：ヒト乳頭腫ウイルス（human papillomavirus：HPV），尋常性疣贅（verruca vulgaris），尖圭コンジローマ（condyloma acuminatum），ガイドライン（Guideline）

Abstract 外来でよくみるヒト乳頭腫ウイルスによる感染症である尋常性疣贅，尖圭コンジローマに対する治療に関して，本邦では日本皮膚科学会では尋常性疣贅診療ガイドライン 2019（第 1 版）で，日本性感染症学会では性感染症 診断・治療 ガイドライン 2020 の尖圭コンジローマの項目で書かれている．尋常性疣贅では，いぼの角質の除去を丁寧に行い，液体窒素療法のみで治らないときは既存の外用薬を用いた ODT 治療をまず行う，それでも改善がない場合は次に特殊療法を行い，足底の難治例には外科的治療を示した．尖圭コンジローマでは多発すれば炭酸ガスレーザー，電気焼灼や切除を行い，イミキモドが無効の場合は尋常性疣贅と同様に既存の外用薬や特殊療法を行う．1 つの治療法に固執せず 3 か月ごとに治療効果を評価し，随時次の治療法の選択肢を示し変更するローテーション治療をお勧めする．

はじめに

　疣贅はヒト乳頭腫ウイルス（human papillomavirus：HPV）の感染によって皮膚・粘膜に生じる良性腫瘍の総称である．現在疣贅の原因である HPV の遺伝子型は 200 種以上存在する．婦人科では腟内での病変を観察するが，皮膚科領域では，尋常性疣贅（verruca vulgaris：VV，common wart），扁平疣贅（verruca plana：VP，plane wart，flat wart），尖圭コンジローマ（condyloma acuminatum：CA）や遺伝病で皮膚がんを発症することの多い疣贅状表皮発育異常症（epidermodysplasia verruciformis：EV）などが古くから知られ，いぼ（ウイルス性疣贅）として観察することができる．HPV は健常皮膚に感染し得ず，微小外傷を通して初めて皮膚に侵入し，表皮深部に存在する幹細胞に感染すると考えられている．HPV

の感染標的は幹細胞の局在部位とされる表皮深部以外に，毛隆起部や手掌・足底の深表皮突起部にもあるとの知見が得られている．HPV は型特異的に各部の毛包に潜伏感染している．

　皮膚科領域で日常みる多くの疣贅は皮膚科型である尋常性疣贅である．最近，英国の診療ガイドライン[1]や疣贅治療のシステマティックレビュー[2]など，疣贅治療に関するエビデンスは蓄積されつつある．本邦のガイドライン作成のため，策定委員を中心に討議を重ね尋常性疣贅診療ガイドライン 2019（第 1 版）[3]がだされた．2022 年，中国からも疣贅に対する診断と治療のガイドライン[4]が発表されている．一方，粘膜型低リスク型 HPV によって生じる尖圭コンジローマは，性感染症（sexually transmitted infections）の 1 つである．本邦では尖圭コンジローマに関する治療は日本性感染症学会にてだされている性感染症 診断・治療 ガイドライン 2020[5]の項目で書かれている．いぼ治療の通常のものとしては液体窒素療法がある．しかし通常のやり方で治らない難治性の場合

* Masaaki KAWASE, 〒125-8506 東京都葛飾区青戸 6-41-2　東京慈恵会医科大学葛飾医療センター皮膚科，診療部長／准教授

は大学病院にあるいぼ専門外来に紹介となる．ガイドラインは現時点での標準的治療指針を示すものであるが，なかなかどの治療法を選択していくかが難しいので，今回はそのなかでもみることの多い尋常性疣贅と尖圭コンジローマについて取り上げる．

保険適用外の治療を行う場合は病院においては，倫理委員会に申請を行う．方法，効果，起こり得ることの説明とご本人の同意をとって使用することが必要である．

尋常性疣贅

1．どういう疾患・病態か

尋常性疣贅は，主として HPV2/27/57 型（α）の感染疣贅である．疣贅は日常診療でよくみられる疾患であり，典型例では臨床所見から診断が容易である．視診にて部位や分布が左右対称性でない（不規則），列序性，接触する両方，毛孔一致，外傷や圧迫される部位かどうかなどを確認する．通常状態では，疣贅の臨床像は HPV 型，発症部位と病変の新旧（時間経過）の主要 3 因子によってその座標上で決定されるが，免疫状態などの宿主因子や治療により修飾を受ける[6]．

感染様式としてヒトからヒトへの直接感染，器具などを介した間接的な感染経路や搔破行為に伴う自家接種がある．潜伏期間は数週～数年と一定しないが，通常 1～6 か月，平均 3 か月であり不顕性感染もある．

2．治療に必要な検査と診断

ダーモスコピーは，色素性病変だけでなく，疣贅の臨床症状を観察するときにも非常に有力な器具の 1 つである．ダーモスコピーがない場合はルーペでも構わない．普通の診察と同様にダーモスコピーを用いる場合はいぼを削る前後で観察する．その理由はいぼでも表面を削る前だと点状出血がみえず鶏眼や胼胝にみえることがあるからである．疣贅は手掌や足底には毛がないため皮丘に存在している．ウイルス性疣贅のダーモスコピー像は，基本的に血管構造は dotted vessels，配列

は不規則で出血，黒色小点，紅色小点がある[7]．ダーモスコピーはウイルス性疣贅の診断や治療経過中の残存を確認するためにも活用できる．ただし保険請求はできない．

典型例では臨床所見から診断が容易であるが，他疾患と鑑別を要する場合は，病理検査を行う必要がある．尋常性疣贅の病理所見としては角質肥厚，乳頭腫症を伴う表皮肥厚，顆粒層を中心とした空胞細胞や粗大ケラトヒアリン顆粒などがみられる．

3．治療の実際

尋常性疣贅診療ガイドライン 2019 のエビデンスでは液体窒素，サリチル酸外用：推奨度 A，電気凝固，レーザー：推奨度 B 以外ほとんど C1 レベルである．絶対的な治療法がなく，また治療法の多くは保険適用がない．治療方針として，1 つの治療法に固執せず 3 か月ごとに治療効果を評価し，随時次の治療法の選択肢を示し変更するローテーション治療をお勧めする．ただ漫然と液体窒素を続けるだけでは治らないので，筆者が種々試みて有用と考えた外来にて行える治療法を主に示していく．

a）角質の除去と液体窒素凍結療法

尋常性疣贅診療ガイドライン 2019 において尋常性疣贅治療のアルゴリズムが示されている．『基本的には疣贅の切削（削り）＋冷凍凝固治療から治療を開始し，難治な場合は作用機序を考慮しながら推奨度の高い治療法から実施していく．』となっている．尋常性疣贅は角質の増生があり硬く隆起している場合が多い．忙しい外来で多発しているいぼを外来でいちいち削っていくのは面倒である．しかしいぼは表皮に病変があるため，厚い角質があると冷凍凝固治療を行ってももしかすると液体窒素自体がいぼに届かず実際治療になっていない可能性がある（通常痛みを感じるくらいまで冷凍凝固治療は行う）．いぼが多発しているときや大きいときは胼胝の削り処置で使われているゾーリンゲンペディーを使う．細かいところはメス No.15 で行う．角質を削ったことにより角質が

薄くなると，液体窒素を同じように綿棒で当てても噴霧しても効果が上がるようになる．いぼを削ると出血をしやすいのであらかじめ患者へ言っておく必要がある．刃は毎回交換するが，器具もいくつか用意できれば血がついて毎回消毒する手間を省くことができる[8]．

液体窒素凍結療法は，綿棒法（大，小），スプレー法，ピンセット法（液体窒素に浸して凍結させたピンセットを用いていぼをつまむ方法）などがある．数，大きさや形態にて選択して1～2週間間隔で施術し，痛みを感じるところと，病変から1 mm位が白くなるところまで凍結，融解を3回繰り返す[9]．本邦では保険適用がある．

b）内服療法

ヨクイニンエキス（保険適用あり）
・成人：18錠，分3，食前
・小児：散剤3～6 g，分2～3
シメチジン（保険適用なし）
・成人：4錠，分2，食後
・小児：30～40 mg/kg/日，分3

上記以外の保険適用なしではセファランチン，グリチルリチン・グリシン・DL-メチオニン配合剤錠がある．

c）外用療法

⑴ 保険適用がある治療

保険適用があるものとしてサリチル酸外用療法がある．10%サリチル酸ワセリンをocclusive dressing technique（ODT）治療（軟膏を絆創膏のパッドの部分につけ疣贅にあて作用させる）を行う．50%サリチル酸ワセリン絆創膏を貼付し，白く浸軟した角質をメスで除去する．50%サリチル酸ワセリン絆創膏を貼るときは疣贅の大きさと同等にして範囲を大きくしないようにする．

⑵ 保険適用がない既存の外用薬を用いたODT治療

次に外来において行える手立てとしては，① 活性型ビタミンD₃軟膏（適応：尋常性乾癬）ODT-50%サリチル酸ワセリン絆創膏連結療法，② ビダラビン軟膏（適応：ヘルペス），③ イミキモド5%

の外用（適応：尖圭コンジローマ），④ 5-フルオロウラシル（5-FU）軟膏（適応：皮膚悪性腫瘍）の既存の薬剤を用いたODT治療が挙げられる．これらは難治のときだけでなく，④ 以外は子どものために痛くない治療としても行っている．

① **活性型ビタミンD₃軟膏ODT-50%サリチル酸ワセリン絆創膏（スピール膏M[R]）連結療法**：ビタミンD₃外用薬の生理作用としては，表皮細胞の分化誘導作用や過増殖抑制作用，炎症性細胞抑制作用，アポトーシス誘導作用や腫瘍細胞の増殖抑制作用がある．江川ら[10]が様々の治療法に抵抗性であった難治性疣贅患者の数例に活性型ビタミンD₃軟膏外用を試みたところ極めて有用であった．方法としては1日2回連日ODT治療を行う．足底だと絆創膏がずれることがありテープでさらに絆創膏の固定が必要な場合が多い．周囲の正常皮膚まで皮膚の落屑が著明になることが多い．1～2週間ごとに観察して，鱗屑と疣贅の削りを行う．1か月くらいから効果が出始め3か月くらいまで継続する．また単剤だけでなく活性型ビタミンD₃外用と50%サリチル酸ワセリン絆創膏の連結療法を行っている．重層のやり方もあるがずれやすいので，週1回来院の場合は活性型ビタミンD₃軟膏を4日間ODTしたあと，50%サリチル酸ワセリン絆創膏を3日間連続貼付する．

② **ビダラビン軟膏**：ビダラビン（Ara-A）はアデニンの誘導体でウイルスのDNA依存DNAポリメラーゼを選択的に阻害し，DNAウイルスの増殖を抑制すると考えられている．方法としては1日2回連日ODT治療を行う．疣贅が湿潤したようになる．

③ **イミキモド5%の外用**：尖圭コンジローマの項を参照．方法としては1日2回連日ODT治療を行う．

④ **5-FU軟膏**[11]：5-FUはフッ化ピリミジン系代謝拮抗薬で，抗腫瘍薬効果は主にチミジル酸合成酵素抑制作用によるDNA合成阻害により，またこれにRNAへ取り込まれてRNA合成を阻害する作用やリボゾームRNA形成阻害作用が相まっ

て発揮されると考えられる．HPV への作用機序は不明だが，5-FU 軟膏 5%協和® の単純塗布や ODT 治療で有効とされる．ODT 治療では原則的に 1 日 1 回交換し，浸軟した角質を除去しながら治療を繰り返す．びらん化したら中止して上皮化を待ち，疣贅が残っていれば再度外用する．本邦では保険適用がない．

(3) 特殊療法(試薬から作っているもの，保険適用外)の活用

特殊療法には ① モノクロロ酢酸塗布，② グルタルアルデヒド塗布，③ squaric acid dibutylester(SADBE)療法，④ フェノール塗布などがある．

特殊療法を行う場合は病院においては倫理委員会に申請を行う．方法，効果，起こり得ることの説明とご本人の同意をとって使用することが必要である．下記のうち ② グルタルアルデヒドに関しては，グルタルアルデヒドが成分の消毒剤のステリハイドを使うことが多いため，その箱の裏には『人体に使用しないこと』と書かれておりガイドライン策定の委員の先生の一部より指摘があった．しかしながら特殊療法は，すべて試薬から作られており，やはり添付にも『研究以外の目的で購入・使用されることを防止するため，ご使用者様・ご使用目的を確認の上販売させていただいております』とあり，人体に使用できないことになっている．グルタルアルデヒドは試薬でも存在しているので同列であると考える．特殊療法は日本でも以前から使われており，海外においては ① モノクロロ酢酸塗布，② グルタルアルデヒドに関してはいぼの治療薬として販売されている．今回はこの 4 種のうち 3 種類につき解説する．

① モノクロロ酢酸塗布[12]：試薬は和光純薬工業のモノクロロ酢酸 15 g を精製水 5 mL で溶解しほぼ飽和状態になったものを使用する．外来にて綿の少ない綿棒で局所に 2 回塗布し乾いたら帰宅する．痛みの出かたは個人差があるが 3 回塗ると次の日から痛みが出やすいので，あらかじめ痛み止めを処方しておく場合もある．塗布部は腐食し

て，血疱やびらんになることもある．1〜2 週間ごとに治療を施行する．

② 20%グルタルアルデヒド塗布[13]：20%グルタルアルデヒド(ステリハイド® あるいは試薬 25%グルタルアルデヒド溶液(和光純薬)などを用いている．家にて綿棒に含ませたグルタルアルデヒド液を 1 日 10 回以上塗布し乾かすを繰り返していただくようにしている．色は褐色調を呈するので濃さや硬さでうまく塗れているかも確認できる．外来にて 1〜2 週ごとに観察し，褐色の部分を削る．2〜3 か月が治療効果判定の目安である．入れる容器は自立型スクリューキャップチューブにしている．グルタルアルデヒド液は第 1 に表皮細胞の凝固作用と抗微生物作用を期待して治療に用いるが，塗布 3 週目を超えたあたりから感作物質としての性質も併せ持ってくるので SADBE の接触免疫療法的効果を期待できる．気を付ける点は，塗布する際は換気をきちんとすること，塗布して亀裂ができてしみるようになると潰瘍化しやすくなるのでしみる部位は塗布を中止すること，塗って周囲が赤くなるときは休止しながら塗布することである．

③ SADBE 療法：多発しているいぼに対して行うことが多い．方法として ① 0.5%SADBE 溶液 0.05 mL を 48 時間，上腕内側に密封貼付，② 2〜3 週間後，0.02%，0.1%，0.5%SADBE を週 1 回外来にて疣贅に綿棒で塗布する(開始は部位により変化させ，まず小面積から始める)．感作部位での spontaneous flare up をみる，③ 1 週ずつ反応を見て溶液の濃度をアップする．治療の性質上かぶれと色素沈着は必発である．また副作用として塗布部以外の全身性副作用の出現時は塗布を中止し対処する．また基材のアセトンは揮発性であり瓶で蓋をして管理する．

d) 外科的治療法(保険適用)

通常いぼは自然消退もあるので傷をつける方法は避けるのだが，難治の場合に治癒にもっていくのを早めるために十数年前から活用している．摘出した病変を病理に提出すれば皮膚，皮下腫瘍切

除術(露出部)で請求する.

(1)いぼ剝ぎ法[14][15]

いぼ剝ぎ法は江川が考案した外科的疣贅治療法[14]で, 局所麻酔下に眼科用曲剪刀を用いて疣贅組織を剝ぎとっていく方法である. 外科的疣贅治療法の1つといっても単なる外科切除と違うのは, 過不足なくいぼの組織のある表皮部分を除去し, 真皮を傷つけない限りは瘢痕を残さない方法である. 普通の切除であれば傷も大きくなり瘢痕になる. いぼ剝ぎ法も他の治療法と同様再発することがあることは事前にきちんと説明する. 適応病型は, ① 足底疣贅, ② ミルメシアには特に適応がある. ① 足底疣贅はいぼ剝ぎ法でとってみればわかるが, いぼはかなりしっかりとした大きさがある. ② ミルメシアは足底で痛みがあるときに適応になる.

方法は, ① まずエピネフリンなしの局所麻酔注射を, 痛みを伴うため細い針を用いていぼの周囲にしっかり行う. ② 次にいぼの周囲に2~3 mmのマージンをとり眼科剪刀にて全周性に軽く切れ込みを入れる. 軽く入れてある切れ込みの一部からもう少し眼科剪刀で切れ込みを入れ, いぼを左手の鑷子あるいはモスキート鉗子で把持してめくるようにしながら右手で切れ込みをいれたところからマージンの接線方向に眼科剪刀で軽く切る. すると自然に真皮に埋まりこんだいぼの底面が剝ぎとられてみえてくる. いぼの底面に沿って眼科剪刀を用いて剝がしていく. 常に真皮を傷つけ脂肪組織に達しないよう注意する. ③ いぼ剝ぎ後潰瘍底の出血を電気凝固にて止血すると同時に, 残存があれば焼灼する. 止血されていることをしっかり確認する. ④ 潰瘍底にアルギン酸塩綿を詰め, 白糖・ポビドンヨード配合軟膏を創部に塗布し, 圧迫気味にガーゼを当て終了する. 切除したいぼ組織は病理組織として提出し疣贅であることを確認する. 術後フォローとして滲出がなくなったら補助療法として前述の既存の外用薬を用いたODT治療をバンドエイドでしている. 外来時に潰瘍辺縁を削り, 液体窒素を行っている. いぼの残存を確認するためダーモスコピーで点状出血があるかみる. 大きさが2 cmより大きい場合は全部をやらずに一部のみにいぼ剝ぎを行っている. 多発しているときはまず1個だけをいぼ剝ぎするようにしている. 理由は生検を行うと自然消退する現象を起こすことがあるためである. また大きさが2 cmを超えると上皮化までの時間がかかる.

(2)外科的切除

大きい疣贅が治療により段々小さくなっても治りきらない長期化している症例で大きさは5 mm以内のものに外科的切除を活用する. 表皮幹細胞について従来考えられた基底層よりさらに深部の毛隆起部やエクリン汗管の真皮導管部に局在する可能性が強くなっているため, そこを除去する外科的切除では治る可能性がある.

4. 補 足

今回はレーザー(炭酸ガスレーザー, 色素レーザー, YAGレーザーなど)も有効ではあるが機器がないとできないので言及しなかった. 免疫不全が基礎にあったり, ステロイドや免疫抑制剤の内服があると非常に疣贅は難治になりやすくさらに治療法が制限される. 調べていない場合は血液検査を施行する.

尖圭コンジローマ

1. どういう疾患・病態か

CAはHPV6型, 11型などによって外陰部, 肛囲, 腟などに生じる疣状皮疹を呈するウイルス性疣贅である. 主に性行為あるいはその類似行為に伴う接触感染によりうつる性感染症の1つである. また潜伏期は3週~8か月(平均2.8か月)とされている. 尖圭コンジローマの原因HPVは, 粘膜型低リスク型であるHPV6または11型が約90%を占め, 発癌性と関係する高リスク型のHPV16, 18型などが混合感染していることもある[16].

病変をみるときは, 男性では亀頭, 冠状溝, 包皮, 陰茎, 陰嚢, 女性では恥丘, 大小陰唇, 腟前

庭，腟口の陰部だけでなく肛門もみる．臨床的に乳頭状，鶏冠状を呈し，皮膚色，褐色調を呈する丘疹，結節が多発する．丘疹や結節が褐色を呈するとボーエン様丘疹症様・脂漏性角化症様コンジローマあるいは色素性コンジローマとも呼ばれ，HPV16型によるボーエン様丘疹症との鑑別が必要となる．HPV6型と16型が検出された外陰部病変も報告されており[17)18)]，視診，治療反応性のみで診断に至ることはほぼ不可能と考えられるため皮膚生検が必須と考えられる．診療の際には病変部の色や形態で異なるところがあれば複数個所の生検を行う必要がある．尖圭コンジローマの病理組織像としてはコイロサイトーシスが特徴ではある．ボーエン様丘疹症の病理組織像は過角化，不全角化，顆粒層軽度空胞細胞，表皮肥厚，表皮全層細胞配列の乱れ，異型細胞，集塊細胞があり尖圭コンジローマと鑑別できる[16)]．鑑別すべき疾患としては扁平コンジローマ，疣状黄色腫，巨大尖圭コンジローマ(bucuke-Loewenstein 腫瘍)，脂漏性角化症や正常である Pearly penile papules, vestibular papillae of the vulva も挙げられる．また病変の確認には3%酢酸(粘膜)，5%酢酸(皮膚)を塗布することで病変部が白色化しわかりやすくなる[17)]．もちろんダーモスコピーでの観察も重要である[7)]．

2．治療前にすること

a）外来にて確認すること

Comercial sex worker との接触歴，既婚者でもセックスパートナーの有無，異性あるいは同性愛者かどうか，通常の治療をしても悪化する場合は患者に免疫不全や human immunodeficiency virus(HIV)感染のチェックを行う．

b）他科との連携

男性では外尿道孔は泌尿器科に，女性では腟内は産婦人科に，肛門部は肛門鏡で皮膚科でも観察するが奥は下部消化管外科にコンサルトを行う．セックスパートナーの診察は接触時期により期間をあけて2度依頼するようにしている．

3．尖圭コンジローマ治療ガイドライン[18)]

a）本邦の尖圭コンジローマ治療ガイドライン

本邦の尖圭コンジローマ治療ガイドラインは日本性感染症学会にて2004年[19)]に発行後，2006年[20)]，2008年[21)]，2011年[22)]，2016年[23)]，2020年[5)]と徐々に改訂されている．2008年の改訂[21)]のポイントはイミキモド5%クリームが保険適用を有する唯一の治療薬としてファーストラインに記載され，抗がん剤(5-FU，ブレオマイシン)が削除された．2016年の改訂[23)]ではポドフィリンアルコールやポドフィロックスの外用が削除され，イミキモド5%クリーム，凍結療法，80〜90%のトリクロロ/ジクロロ酢酸外用や電気メス(電気焼灼)，インターフェロンの局注が治療法として挙げられている．いずれの治療法も70%前後の有効率を示すものの，30%前後が再発するとされる．治癒の判定は最低でも3か月程度経過観察する必要がある．疣贅の大きさと数でアルゴリズムが添付されている．2020年の改訂[5)]では，Ⅳ．予防の項にはコンドームの使用，また尖圭コンジローマの予防効果が期待される4価(6，11，16，18型)HPVワクチン(ガーダシル®)と2020年7月に9価HPVワクチン(シルガード®9)が承認されている記載がある．Ⅴ．妊婦における尖圭コンジローマの取り扱い，Ⅵ．妊婦における尖圭コンジローマ治療の項も付加されている．2020年のガイドラインは出版されているが，日本性感染症学会の会員であればPDFファイルを学会ホームページからダウンロードできる．2020年12月に4価HPVワクチン(ガーダシル®)の9歳以上の男性への接種が承認された．日本では現状，小学校6年生〜高校1年生の女子生徒のみが定期予防接種の対象となっており，無料で接種することができる．一方で，男子生徒はまだ定期予防接種の対象ではなく，男性の場合は年齢にかかわらず全額自費となる(全3回で計5〜6万円)．

b）海外の尖圭コンジローマ治療ガイドライン

米国 Centers for Disease Control and Prevention(CDC)の尖圭コンジローマの治療ガイドライ

ン 2015[24]では連日塗布用のイミキモド 3.75% ク
リーム, 0.5% ポドフィロックス溶液またはゲルの
外用, Sinecatechins15% 軟膏が挙げられ, 米国で
は一般薬として発売されているが, 日本では医薬
品としては発売されていない. 最新の CDC の尖
圭コンジローマの治療ガイドライン 2021[25]では,
さらに尖圭コンジローマの部位別の推奨する治療
法が示された. 欧州の尖圭コンジローマの治療ガ
イドライン 2012[26]では自宅の治療や病院または医
院の治療として示され, 推奨度とエビデンスレベ
ルが出されている. O'Mahony ら[27]が示した外陰
部疣贅に対するアルゴリズムでは外陰部疣贅の数
が 5 個までと 6 個以上で分けられている.

4. 治療法について

a) 液体窒素凍結療法
尋常性疣贅の項を参考.

b) イミキモド(imiquimod)[28]
本邦では 5% クリームがベセルナ® クリームと
して尖圭コンジローマと日光角化症の外用薬とし
て保険適用がある. トール様受容体(toll-like
receptors:TLRs)ファミリーメンバーの 1 つ
TLR-7 に対するアゴニスト作用によるサイトカ
イン産生促進を介したウイルス増殖抑制作用と
NK 細胞活性の増強や細胞性免疫賦活化によるウ
イルス感染細胞障害作用の両面から働くことがわ
かっている. 通常週 3 回の外用で行うが, 塗布部
位に紅斑, 痒み, 灼熱感が強い場合は塗布をス
キップし改善後再開する.

尖圭コンジローマの治療として数が多い場合や
大きい場合は, 炭酸ガスレーザー, 電気焼灼や切
除(局所麻酔, 入院全身麻酔)を行う必要がある.

c) 炭酸ガスレーザー
炭酸ガスレーザーの発振する波長 10600 nm の
レーザー光は疣贅組織に照射すると, 組織液に吸
収される熱エネルギーにより, 疣贅組織は加熱,
蒸散される. 蒸散後は再生上皮で置換されるのは
電気凝固でも同様である. 部位的に出血をきたし
やすいので注意が必要である. また炭酸ガスレー
ザー蒸散で生じる煙の中にウイルス粒子が含まれ

ているため, 目にゴーグルと鼻と口にマスク着用
とともに吸煙器が必要である.

d) 外科的切除
局所麻酔や, 入院して全身麻酔にて病変部に皮
膚腫瘍摘出術を行い, 病理検査へ提出し病理にて
尖圭コンジローマを確認する. 本邦では保険適用
がある.

e) 保険適用がない既存の外用薬と特殊療法 (試薬から作っているもの, 保険適用外)の 活用

① 5-FU:尋常性疣贅の項を参考.

② 尿素クリーム:尿素は有機化合物で, 皮膚の
各層内にも存在する. 水素結合による水分子保持
作用や蛋白変成作用がある. 昔から 10〜20% 含有
軟膏, クリーム, ローションがあり保湿剤や角化
症の治療薬として使用される. 東[29][30]がウレパー
ル(10% クリーム)を用いて扁平疣贅, 治性足底疣
贅や尖圭コンジローマ治療に用いて有効例を示し
たのが最初で, 堀口ら[31]も尖圭コンジローマに行
い全例癒した報告がある. 本邦では保険適用がな
い.

③ 活性型ビタミン D_3 誘導体(VD$_3$):尋常性疣贅
の項を参考. 尖圭コンジローマに関しては江川[32]
が部位的にマキサカルシトール軟膏の ODT は厳
密には行わず, 単純塗布でガーゼ, ラップフィル
ムで覆って 4 か月程でほぼ治癒した例を示してい
る.

④ ポドフィロトキシン[33]:ポドフィリンは,
Podophyllum peltatum(P. peltatum)や P. emodi
の根茎から得られるポドフィリン樹脂の粗製アル
コール抽出物で, 主要構成成分であるリグナムの
ほか多くの夾雑物を含んでいる. リグナムには
チューブリンと呼ばれる蛋白質に結合して分裂中
期で細胞分裂を停止させ細胞壊死を引き起こす作
用, ミトコンドリア機能障害作用, 血管内皮細胞
障害や抗ウイルス作用があるとされる. 今までは
10〜25% ポドフィリンアルコールとして使われて
いたが, 夾雑物の変異原性が強いため使われなく
なり, 現在では欧米ではポドフィリンの代わりに

ポドフィロトキシンが用いられている．ポドフィロトキシンはポドフィリン樹脂から精製された4種のリグナムの1つで，欧米で0.5％溶液やゲルが発売されている．本邦では保険適用がなく，個人輸入以外は試薬（東京化成工業）から作製することになる．

文献では，0.5％ポドフィロトキシン溶液を1日2回3日間連続塗布し4日間休薬するとなっている．通常の外来で塗布する場合は週1回ですることが多い．塗布後炎症，瘙痒，灼熱感，疼痛やびらんがみられるため，広範囲の塗布を避ける．

⑤ トリクロロ酢酸[15]

トリクロロ酢酸は，トリクロロ酢酸（トリクロロ酢酸99％含有：ナカライテスク）などとして入手する．モノクロロ酢酸の場合と同様医学用外劇物指定薬である．その蛋白質や核酸変性作用が比較的古くから尖圭コンジローマ治療に応用され有効とされている．本邦では保険適用がない．

5．補　足

治療目標は早く病変部がなくなる状態にもっていくことである．外来にて病変部があった部位に対しては酢酸塗布で白色化がないことやダーモスコピーでも所見がないことを確認して最低3か月フォローする必要がある．元々病変があった場所以外も注意して観察する．保険診療内の治療をまず行い，難治な場合には違う治療にローテーションすることが必要である．

文　献

1) Sterling JC, et al：British Association of Dermatologists' guidelines for the management of cutaneous warts 2014. *Br J Dermatol*, **171**：696-712, 2014.

2) Kwok CS, et al：Topical treatments for cutaneous warts（Review）. *Cochrane Database Syst Rev*, （9）：CD001781, 2012.

3) 渡辺大輔ほか：尋常性疣贅診療ガイドライン2019（第1版）．日皮会誌, **129**：1265-1292, 2019.

4) Zhu P, et al：Clinical guideline for the diagnosis and treatment of cutaneous warts（2022）. *J Evid Based Med*, **15**（3）：284-301, 2022.

5) 日本性感染症学会編：性感染症　診断・治療　ガイドライン2020, 5 尖圭コンジローマ．診断と治療社，pp. 71-76, 2020.

6) 江川清文：疣贅の臨床像−診かたと考え方．疣贅［いぼ］のみかた，治療のしかた（江川清文編），学研メディカル秀潤社，東京，pp. 50-55, 2017.

7) 川瀬正昭：【理路整然　体系化ダーモスコピー】各論（その他の疾患）感染性疾患．*MB Derma*, **223**：139-143, 2014.

8) 川瀬正昭：皮膚科診療　秘伝の書37）感染症　C 尋常性疣贅（神人正寿ほか編），南江堂，東京，pp. 233-237, 2022.

9) 川瀬正昭：治療にてこずる皮膚疾患．3 足底疣贅1)液体窒素療法のコツ．皮膚臨床（10月臨時増刊号），**52**（10）：1561-1565, 2010.

10) Egawa K, et al：Topical vitamin D3 derivatives for recalcitrant warts in three immunocompromised patients. *Br J Dermatol*, **150**（2）：374-376, 2004.

11) 上田恵一ほか：疣贅類に対する5-Fluorouracil軟膏の使用経験．診療と新薬, **9**：2025-2029, 1972.

12) 西村みずきほか：モノクロロ酢酸が奏功した難治性尋常性疣贅の3例．皮膚臨床, **58**（11）：1651-1655, 2016.

13) 川瀬正昭：【疣贅治療now】グルタルアルデヒドによる疣贅治療．*MB Derma*, **193**：52-58, 2012.

14) 江川清文：カラーアトラス　疣贅治療考—いぼ/コンジローマ/みずいぼ（江川清文編著），医歯薬出版，pp. 84-86, 2005.

15) 川瀬正昭：【実践！皮膚外科小手術・皮弁術アトラス】難治性疣贅に対するいぼ剝ぎ法の効果と実際．*MB Derma*, **288**：49-56, 2019.

16) 川瀬正昭：【皮膚科で診る感染症のすべて】いぼウイルス（HPV）感染症のすべて．*MB Derma*, **242**：39-51, 2016.

17) Larsen J, et al：Prolonged application of acetic acid for detection of flat vulval warts. *Dan Med Bull*, **37**（3）：286-287, 1990.

18) 川瀬正昭：皮膚科に必要な性感染症の知識　尖圭コンジローマへのアプローチ．日臨皮医, **39**（1）：42-45, 2022.

19) 日本性感染症学会：性感染症　診断・治療　ガイドライン2004．日性感染症会誌, **15**（1 supplement），2004.

20) 日本性感染症学会：性感染症　診断・治療　ガイ

ドライン 2006. 日性感染症会誌, **17**(1 supplement), 2006.

21) 日本性感染症学会：性感染症　診断・治療　ガイドライン 2008. 日性感染症会誌, **19**(1 supplement), 2008.

22) 日本性感染症学会：性感染症　診断・治療　ガイドライン 2011. 日性感染症会誌, **22**(1 supplement), 2011.

23) 日本性感染症学会：性感染症　診断・治療　ガイドライン 2016. 日性感染症会誌, **27**(1 supplement), 2016.（日本性感染症学会の web において pdf でファイル公開されていたが, 2020 がでて削除.）

24) Park IU, et al：Human Papillomavirus and Genital Warts：A Review of the Evidence for the 2015 Centers for Disease Control and Prevention Sexually Transmitted Diseases Treatment Guidelines. *Clin Infect Dis*, **261**(Suppl 8)：S849–S855, 2015.

25) CDC：STI Treatment Guidelines. 2021.
https://www.cdc.gov/std/treatment-guidelines/default.htm

26) Lacey CJ, et al：2012 European guideline for the management of anogenital warts. *J Eur Acad Dermatol Venereol*, **27**(3)：e263–e270, 2013.

27) O'Mahony C, et al：Position statement for the diagnosis and management of anogenital warts. *J Eur Acad Dermatol Venereol*, **33**：1006-1019, 2019.

28) 中川秀己：尖圭コンジローマ患者に対するイミキモドクリームのランダム化二重盲検用量反応試験. 日性感染症会誌, **18**：134-144, 2007.

29) 東　禹彦：肛門部尖圭コンジローマ尿素軟膏外用. カラーアトラスいぼ治療考―いぼ/コンジローマ/みずいぼ(江川清文編), 医歯薬出版, pp. 208-209, 2005.

30) 東　禹彦：尿素軟膏外用. カラーアトラスいぼ治療考―いぼ/コンジローマ/みずいぼ(江川清文編), 医歯薬出版, pp. 112-113, 2005.

31) 堀口裕治ほか：尖圭コンジローマに対する 10% 尿素含有軟膏の効果. 皮膚臨床, **44**：687-691, 2002.

32) 江川清文：活性型ビタミン D_3 外用療法. 疣贅[いぼ]のみかた, 治療のしかた(江川清文編), 学研メディカル秀潤社, pp. 262-269, 2017.

33) 江川清文：ポドフィリン/ポドフィロトキシン, 尿素とエタノールおよびその他の外用療法. 疣贅[いぼ]のみかた, 治療のしかた(江川清文編), 学研メディカル秀潤社, pp. 294-300, 2017.

好評

カラーアトラス
爪の診療実践ガイド
改訂第2版

カラーアトラス
爪の診療実践ガイド
改訂第2版

編集 ● 安木良博（佐賀記念病院／昭和大学）
田村敦志（伊勢崎市民病院）

全日本病院出版会

編集 安木良博（佐賀記念病院／昭和大学）
田村敦志（伊勢崎市民病院）

2021年6月発行　B5判　274頁
定価7,920円(本体7,200円＋税)

さらに
詳しくはこちら！

大好評書籍の改訂版がボリュームアップして登場！

爪の解剖や年代別特徴などの基礎知識から、画像診断、各疾患の治療法まで多数の臨床写真をもとに詳説。
特に過彎曲爪の保存的治療、薬剤による爪障害、生検の仕方を含めた爪部の病理組織、麻酔・駆血法についての新項目を加え、各分野のエキスパートが初版から症例写真・文献・最新知見の追加等を行いました！基礎から実践まで徹底網羅した、爪診療に携わるすべての方必読の一書です！

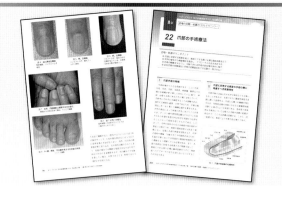

目次

全日本病院出版会 〒113-0033 東京都文京区本郷 3-16-4　Tel:03-5689-5989
www.zenniti.com　　　　　　　　　　　　　　　　　　　Fax:03-5689-8030

MB Derma, 342：27-35, 2023.

◆特集／いまさら聞けない！ウイルス感染症診療マニュアル

難治性足底疣贅に対する新たな治療法
—スキャナ付き CO₂ レーザー治療の試み—

鹿児山 浩[*]

Key words：尋常性疣贅(verruca vulgaris)，難治性(intractable)，足底疣贅(plantar warts)，スキャナ付き CO₂ レーザー(carbon dioxide laser with a computerized scanner)

Abstract 尋常性疣贅はヒト乳頭腫ウイルス(human papillomavirus：HPV)の感染により生じる皮膚良性腫瘍である．本邦では疣贅治療の第 1 選択として液体窒素凍結療法が頻用されている．しかし足底疣贅は，液体窒素凍結療法に抵抗性であり治療に難渋することが多い．当院ではスキャナ付き CO₂ レーザーを用いたレーザー治療を行っており，良好な成果を得ている．治療効果の評価では，100 名中 96 名(96%)が単回の照射で治癒を得られた．スキャナ付き CO₂ レーザーでは，コンピュータ制御により施術者に関わらず，常に一定の照射ができるため安定した治療効果が得られると考えられる．これは施設間での治療効果の差を是正し，標準的な治療法の確立の一助となると思われる．難治例に対するスキャナ付き CO₂ レーザーが有効な治療法の 1 つになることが期待される．

はじめに

尋常性疣贅はヒト乳頭腫ウイルス(human papillomavirus：HPV)の感染により生じる良性腫瘍であり，皮膚や粘膜に認める[1]．通常，健常皮膚には HPV は感染せず，皮表に生じた微小外傷から皮膚に侵入し，表皮基底層に存在するとされる表皮幹細胞に感染し，増殖すると考えられている[2]（**図1**）．そのため，顔や体幹四肢など全身にも生じ得るが，外傷を受けやすい部位，特に手掌・足底が好発部位である．疣贅は臨床的な特徴や HPV のサブタイプにより指状/糸状疣贅，足底疣贅，モザイク疣贅，爪囲疣贅，爪甲下疣贅，ドーナツ疣贅など様々な病型が知られている[2]．注目すべき点として足底疣贅が一病型として分類されていることは，ほかの疣贅と比較し難治性であることの表れであると思われる．疣贅は日常診療でよくみられる疾患であり，典型例において診断は

容易であるが，ときに体幹や四肢では脂漏性角化症，足底では鶏眼や胼胝などとの鑑別が必要となる．尋常性疣贅の治療は液体窒素凍結療法，電気凝固，レーザー照射など物理的治療法，サリチル酸や活性型ビタミン D₃(Vit D₃)，モノクロロ酢酸，トリクロロ酢酸などの外用療法やヨクイニン内服を含む免疫賦活療法といった保険診療，保険外診療あわせ様々な方法が試みられている[3][4]．本邦では疣贅治療の第 1 選択として液体窒素凍結療法が頻用されている．しかし，足底疣贅の多くは凍結療法に抵抗性であり，治療に難渋する．体表で認める一般的な疣贅は外方性に突出するような形態をとるのに対し，足底疣贅は内方性増殖が主体であり[2]，皮膚深くに潜るような形態をとる（**図2**）．そのため角層および表皮が肥厚している足底では，液体窒素が HPV に感染している表皮幹細胞が存在する表皮深層に十分に届かず，凍結・壊死させることができないためと考える．当院では 2018 年よりこのような難治性の足底疣贅に対して，スキャナ付き CO₂ レーザーを用いたレーザー治療を行っており，良好な成果を得ている[5]．本

* Ko KAGOYAMA，〒930-0194 富山市杉谷 2630 富山大学学術研究部医学系皮膚科学，助教

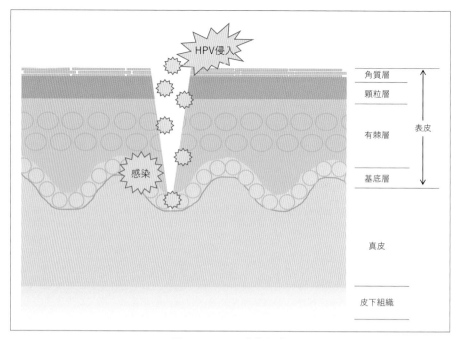

図 1. HPV の感染経路

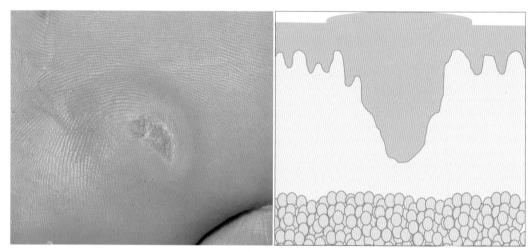

図 2. 足底疣贅の増殖形態
内方性に深く潜るように増殖する.

稿では，尋常性疣贅治療の概要や CO_2 レーザーの特徴を述べ，さらに当院で行っているスキャナ付き CO_2 レーザー治療の実際の手順を紹介し，その治療効果について有害事象も含めて報告する.

尋常性疣贅の治療

本邦では長らく尋常性疣贅の治療に関する質的な評価をまとめたガイドラインが存在せず，診察する医師の経験に基づき治療が行われてきた．一般的に広く行われている液体窒素凍結療法において，凍結の強度や治療間隔などに関する標準的なプロトコールが存在せず，施設ごとでその内容が異なっているのが実状である．それでも，体表でみられる一般的な尋常性疣贅の多くは液体窒素凍結療法により治癒が得られる．対して，足底疣贅のような治療抵抗性を示す病変に対しては，その後の治療選択に悩み，漫然と長期間にわたり液体窒素凍結療法が繰り返し施行されている症例を経験する．近年，英国の診療ガイドラインをはじめ，疣贅治療に関するエビデンスが蓄積され，

2019年には日本皮膚科学会から新たに「尋常性疣贅診療ガイドライン2019（第1版）」が出版された．これにより本邦においてもエビデンスに基づいた治療法の選択が可能となった．

本ガイドラインにおいて，レーザー治療は推奨度B（行うように勧められる）であり，CO_2レーザー，Er：YAGレーザー，パルスダイレーザー，Nd：YAGレーザーなどがrandomized controlled trial（RCT）で有効性の報告がある．各レーザーの疣贅に対しての有効率は，CO_2レーザーで50〜100％，Er：YAGレーザーで72〜100％，パルスダイレーザーで47〜100％，Nd：YAGレーザーでは46〜100％であった[6]．しかし，文献ごとに機器の設定や照射方法に違いがあるため一括りに同じ治療として有効性を比較することに疑問が残る．各レーザー治療の有効性に関しては今後さらなる検討を要すると思われる．

スキャナ付きCO_2レーザーの特徴

CO_2レーザーとは10600 nmの遠赤外線で，水分に高い吸収性を示す．細胞内の水と反応して熱エネルギーを発生させ限局的に組織を蒸散し，除去することのできる気体レーザーである．組織を蒸散すると同時に，瞬間的に熱凝固作用も起こるため，ほとんど出血させずに治療できる．種類としては以前から使用されている従来型と当科で使用しているスキャナ搭載型に大きく分類される．従来型はフリーハンドで照射を行うため，繊細な照射が困難であり，周囲組織への熱損傷の波及に注意が必要となる．そのため，治療結果に術者の技量が多分に影響する．対してスキャナ搭載型は，従来型と比較しコンピュータ制御によりレーザー出力を一定に保ち，高い再現性をもって無炭化蒸散を可能にする．そのため，設定が同じであれば施術者の技量に関わらず同様の照射内容，治療効果を得ることが可能である．

スキャナ付きCO_2レーザーによる治療手順の実際

1．治療の対象

液体窒素凍結療法などの一般的な疣贅治療に抵抗性を示す足底疣贅が治療の対象となる．1〜数個の孤立性の疣贅が最もよい適応になる．また限局したモザイク病変に対しても有効である．一方，足底の比較的広範囲にみられる多発疣贅では，レーザー照射後の潰瘍面積が大きくなり日常生活に支障をきたすため望ましくない．また，局所麻酔を要する手技のため，その痛みに耐え得る年齢に達している点も重要である．当院での症例で最年少は10歳であった．

2．病変の照射前評価

足底疣贅は角化が強いため，レーザー照射を行う前に剃刀を用いて表層の角質をしっかり削る．これにより疣贅の全体像を把握でき，照射範囲を明確にすることができる（図3）．一見ひとつの大きな疣贅に見えても，実は隣接する複数の疣贅の集合であることや，外観よりも広い範囲で深部に拡大している症例もある．疣贅病変の取り残しは再発につながるため，照射前に病変を丁寧に観察することはとても重要である．また，角質を事前にしっかり削ることにより実際のレーザー治療時間を短縮することが可能となる．

3．局所麻酔

エピネフリン入りの1％キシロカインを患部周辺に刺入し病変部に浸潤させるように麻酔する．疣贅内に直接麻酔薬を刺入すると病変の境界が不明瞭となり疣贅組織の取り残しにつながる恐れがあるため注意する．また，足底では麻酔薬の刺入時の疼痛が強いため，必要に応じてペンレステープの使用も検討する．

4．照射条件と照射範囲の確定

当院におけるCO_2レーザー照射時の設定は，ドリリング蒸散モード，10 W/cm^2，1.2 mm spot sizeとしている．目視で確認し得た疣贅病変の辺縁から1〜数mm程度離して，照射範囲の外周を照射し，照射範囲をマーキングする（図4）．この

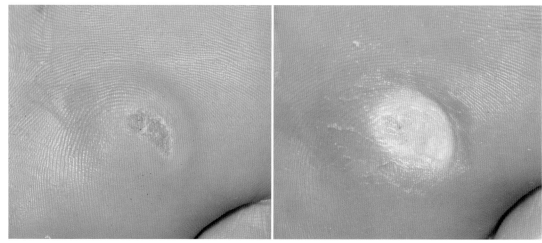

a|b

図 3.
足底疣贅を剃刀で削る．外観よりも深部で広く病変を認める．
a：削る前　　b：削った後

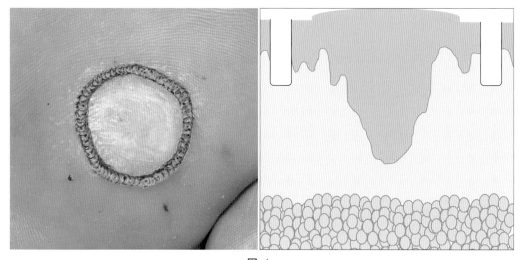

図 4.
視診で確認できる病変から数 mm 離して，照射範囲の外周を決定する．

際，辺縁で疣贅組織の取り残しがないよう，境界が不明瞭な場合は適宜マージンを調節することが重要である．

5．全体を照射する

全体を均一に照射できるように，地面を叩いてならすイメージ，点ではなく面で照射するように心がける（図5）．1passごとに照射範囲をずらしながら，規則性を持って丁寧に照射を行う．照射が進むと徐々に健常組織部は真皮が露出してくるが，病変部は残存し目視で確認できる（図6）．この照射方法であれば，表層から段階的に照射を進

めることができ，深部まで及ぶ疣贅を余すことなく照射することが可能となる．また CO_2 レーザーの特性上，照射と同時に止血・凝固を行うため，出血させることなく術野を確保しながら治療することができる．照射面全体に真皮が露出したら，疣贅組織の残存がないか目視で確認する（図7）．この際，潰瘍下床に脂肪織が露出していると深く照射し過ぎであり，上皮化までの期間が長期化するため注意が必要である．

6．照射後の創処置と経過観察

照射直後は潰瘍面にアルギン酸塩被覆材を貼付

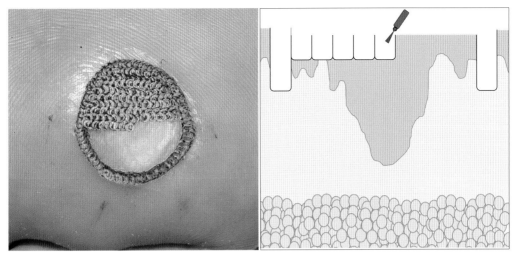

図 5.
一定の方向性をもって均一に照射する.

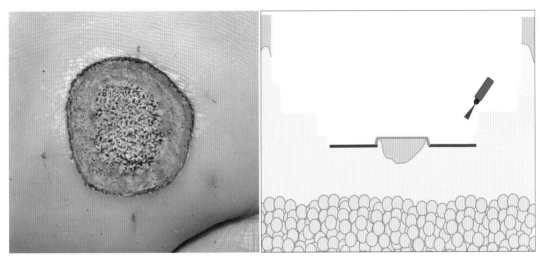

図 6.
疣贅基部を目視で確認できる.

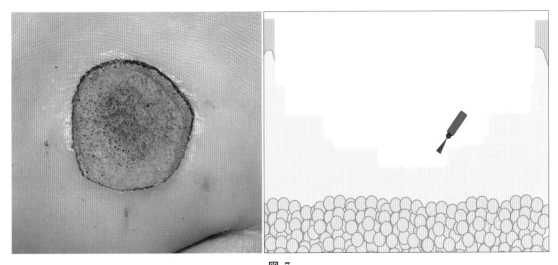

図 7.
照射終了後,疣贅組織の残存がないか確認する.

表 1. 対象の内訳

症例内訳	
総　数	100 例
年　齢	10〜88 歳(平均 50.0 歳)
性　別	女性：46 名　男性：54 名
罹患期間	0.4〜40 年(平均 3.3 年)
前治療歴	液体窒素凍結療法：全例 ロングパルスダイレーザー：7 例 サリチル酸ワセリン外用：15 例 フェノール外用：5 例 活性型 Vit D_3 外用：11 例 ヨクイニンエキス内服：10 例 接触免疫療法：3 例　(重複あり)

し，ガーゼで圧迫し包交を行う．帰宅後は連日，創部の洗浄とゲンタシン軟膏塗布で創部の保護と感染の予防を行っていただく．照射面は全体的に真皮が露出しており，外的刺激により容易に出血するリスクがあるため，愛護的な操作が必要である．処置が問題なくできていれば，およそ 3〜4 週間で上皮化するため，それまで外来通院で経過観察を行う．上皮化完了後は，サリチル酸ワセリン外用や活性型 Vit D_3 外用を行い，照射部位の胼胝・瘢痕形成を予防する．上皮化から 3 か月後まで経過観察を行い，治癒を確認する．

治療の有効性と安全性

1．対象および方法

2018 年 4 月〜2023 年 4 月に当院でスキャナ付き CO_2 レーザー治療を施行した難治性足底疣贅患者 100 名を対象に，その有効性と安全性について検討した．適応病変は，1〜数個の孤立性の病変で，限局したモザイク疣贅も含めたものを対象とした．また，足底の広範囲に及ぶ多発例や免疫抑制剤の使用患者は除かれた．照射部位の上皮化完了 3 か月後に治療効果の判定およびレーザー照射に伴う有害事象の評価を行った．

2．結　果

患者の性別は女性 46 名(46.0%)，男性 54 名(54.0%)，年齢は 10〜88 歳(平均 50.0 歳)，平均罹患期間は 3.3 年(0.4〜40 年)であった．前治療としては，サリチル酸ワセリン外用や液体窒素凍結療法など一般的なものに加え，ロングパルスダイレーザーといった保険適用外の治療も含まれて

いた(**表 1**)．治療効果の評価では 100 名中 96 名(96%)は単回の照射で治癒を得られた．3 か月以内の再発は 4 例のみであった．照射部位の上皮化までの期間は 7〜70 日で平均 28.2 日であった．照射範囲の狭い症例で上皮化までの期間が短い傾向がみられた．有害事象としては，照射部の胼胝・瘢痕形成が最も多く 10 例(10%)，次いで術後出血が 3 例(3%)であった(**表 2**)．照射後の疼痛は約半数で認め，照射範囲や発症部位との相関は認めなかった．

考　察

疣贅治療は，基本的に「尋常性疣贅診療ガイドライン 2019(第 1 版)」に示されている通り，疣贅の切削(削り)＋液体窒素凍結療法から治療を開始し，治療抵抗性の場合は推奨度の高いほかの治療法への変更，あるいはそれらを組み合わせて行うことが望ましい．多くの疣贅はこの対応で治療可能である．しかし，足底疣贅はしばしば各種治療に抵抗性を示し長期にわたって治癒が得られない場合も多い．そのため，早期の治癒を希望する患者に対して，HPV に感染した細胞を物理的に除去する外科的切除(単純切除，いぼ剝ぎ法，超音波メス)が選択される．なかでもいぼ剝ぎ法は局所麻酔下にて眼科用剪刀で疣贅の周囲に切り込みを入れ，真皮と疣贅組織の間で用手的に疣贅をはがす方法である[7)8)]．この方法は保険適用があり，かつ高い治癒率が見込める優れた治療法であるが，術中出血を伴う観血的な方法であり難易度は高い．不慣れな術者が行うと術中出血により盲目的な操作になりやすく，疣贅組織を取り残す可能性もある．一方，今回ご紹介した CO_2 レーザー治療は外科的切除同様に HPV に感染した皮膚組織を限局的に蒸散し除去することができるため，即効的な効果を期待できる治療法と考えられる[5)]．さらに，CO_2 レーザーの特性上，出血させずに治療を進めることができるため，常に疣贅組織を直視下でとらえながら過不足なく除去することが可能となっており，疣贅組織を取り残すリスクを軽減できる．

CO_2 レーザー照射はレーザー治療器として 1980 年

表 2. 2018 年 4 月～2023 年 4 月に当院でスキャナ付き CO_2 レーザー治療を施行した症例

症 例	年 齢	性 別	罹病期間	有害事象	症 例	年 齢	性 別	罹病期間	有害事象
No. 1	51	女性	2 年	なし	No. 51	75	男性	3 年	瘢痕・胼胝
No. 2	55	女性	0.4 年	なし	No. 52	40	男性	4 年	なし
No. 3	52	女性	2 年	なし	No. 53	72	女性	3 年	なし
No. 4	36	女性	4 年	なし	No. 54	49	男性	2 年	なし
No. 5	38	男性	3 年	なし	No. 55	64	男性	0.5 年	なし
No. 6	45	男性	5 年	なし	No. 56	88	女性	1 年	なし
No. 7	75	女性	3 年	なし	No. 57	40	男性	3 年	瘢痕・胼胝
No. 8	41	男性	3 年	なし	No. 58	22	女性	8 年	なし
No. 9	68	女性	4 年	なし	No. 59	71	女性	3 年	なし
No. 10	55	女性	2 年	なし	No. 60	70	男性	1 年	なし
No. 11	65	男性	8 年	なし	No. 61	85	女性	6 年	なし
No. 12	69	女性	3 年	なし	No. 62	36	男性	4 年	瘢痕・胼胝
No. 13	23	男性	1 年	なし	No. 63	59	女性	8 年	なし
No. 14	66	男性	3 年	なし	No. 64	33	男性	1 年	術後出血
No. 15	43	男性	2 年	なし	No. 65	37	男性	1 年	なし
No. 16	80	女性	3 年	なし	No. 66	77	女性	1 年	なし
No. 17	25	男性	2 年	なし	No. 67	61	男性	1 年	なし
No. 18	61	男性	1 年	なし	No. 68	81	女性	1 年	なし
No. 19	66	男性	40 年	再発	No. 69	53	男性	1 年	なし
No. 20	35	女性	7 年	なし	No. 70	69	女性	4 年	なし
No. 21	65	女性	6 年	なし	No. 71	54	男性	0.5 年	再発
No. 22	70	女性	8 年	なし	No. 72	34	男性	1 年	なし
No. 23	32	男性	3 年	瘢痕・胼胝	No. 73	28	男性	1 年	瘢痕・胼胝
No. 24	42	男性	1 年	なし	No. 74	26	女性	1 年	なし
No. 25	33	女性	5 年	なし	No. 75	81	男性	3 年	なし
No. 26	33	女性	2 年	なし	No. 76	61	女性	1 年	なし
No. 27	40	男性	3 年	なし	No. 77	18	男性	0.4 年	なし
No. 28	13	女性	3 年	なし	No. 78	29	女性	3 年	なし
No. 29	33	女性	10 年	なし	No. 79	62	男性	2 年	再発
No. 30	34	男性	2 年	なし	No. 80	63	女性	2 年	なし
No. 31	75	男性	3 年	なし	No. 81	36	女性	5 年	なし
No. 32	44	男性	5 年	瘢痕・胼胝	No. 82	38	男性	1 年	なし
No. 33	53	男性	2 年	術後出血	No. 83	68	女性	1 年	なし
No. 34	64	女性	2 年	なし	No. 84	10	男性	3 年	なし
No. 35	44	男性	4 年	瘢痕・胼胝	No. 85	31	男性	10 年	なし
No. 36	31	男性	2 年	瘢痕・胼胝	No. 86	74	女性	1 年	なし
No. 37	52	男性	2 年	なし	No. 87	74	女性	3 年	なし
No. 38	82	女性	2 年	なし	No. 88	42	女性	5 年	なし
No. 39	41	男性	3 年	なし	No. 89	51	男性	3 年	なし
No. 40	77	女性	3 年	なし	No. 90	49	男性	5 年	なし
No. 41	75	男性	1 年	なし	No. 91	15	男性	3 年	再発
No. 42	35	男性	3 年	なし	No. 92	59	男性	1 年	なし
No. 43	59	女性	2 年	なし	No. 93	20	男性	8 年	なし
No. 44	15	女性	5 年	なし	No. 94	15	女性	5 年	なし
No. 45	46	女性	0.6 年	なし	No. 95	55	男性	1 年	なし
No. 46	66	女性	3 年	瘢痕・胼胝	No. 96	37	女性	5 年	なし
No. 47	36	男性	3 年	術後出血	No. 97	68	女性	4 年	なし
No. 48	54	男性	1 年	瘢痕・胼胝	No. 98	30	男性	1 年	なし
No. 49	52	男性	3 年	なし	No. 99	56	女性	2 年	なし
No. 50	64	女性	1 年	なし	No. 100	28	男性	2 年	なし

代から使用されており，全世界に広く普及している方法である[9]．しかし，以前の報告ではCO_2レーザーを用いて治療された足底疣贅の寛解率は50〜100％と有効率に大きな幅が認められ，また，再発率も比較的高いと報告されている[10]．その理由として，文献ごとに足底疣贅の病変の大きさが様々であること，施設ごとで spot size や出力，照射範囲などの照射方法が異なっていたことが原因と考える．以前より表皮幹細胞は基底細胞層に存在すると考えられていたが，近年，表皮幹細胞は表皮深部のエクリン汗管導入部に存在する可能性も示唆されており[11]，表皮幹細胞にHPVが感染している場合，表皮のみの照射では，HPV感染細胞を完全に取り除くことはできず再発をきたしやすい．そのため，表層から段階的に組織を蒸散させ，表皮真皮境界部，真皮浅層〜中層を目視で確認しながら組織の蒸散を進めていく必要がある．また，従来のCO_2レーザーではフリーハンドでの操作となり，レーザー出力が安定しづらく均一な照射を行うことは難しいという問題があったが，スキャナ搭載型の使用により施術者によらず均一な照射が可能となった．これは，施設ごとの治療方法の違い，それに伴う奏効率の差を是正し，画一的な治療方法の提供が可能となったことを意味する．今回100名の難治性足底疣贅に対して照射を行い，96名，96％の患者で単回照射により治癒に至っており，本治療法は難治性疣贅の有用な治療法になり得ると考えられた．

再発例の内容としては，巨大な疣贅病変において疣贅深部に比較的太い血管が走行しており，CO_2レーザーのもつ止血，凝固能力ではコントロール不能な出血を認めたため，バイポーラを用いて出血部位を十分焼灼し終了した症例などがあり，いずれも側方，深部断端の焼灼が不十分であった可能性が示唆される．

CO_2レーザー照射の問題点として，単純切除とは異なり上皮化が得られるまで真皮が露出した潰瘍が残ることである．以前，Mitsuishi らは，標準治療では難治であった足底疣贅の31例において，CO_2レーザーの 'Super pulse' mode で一部脂肪組織を含めて足底疣贅を完全に切除したのち人工真皮を併用して上皮化を促す方法で治療を行い，6〜8週間で上皮化に至ったと報告している[12]．一方，本治療では上皮化までの期間は平均28.2日（約4週間）であり，より短期間で上皮化が完了した．これは，照射する深さを真皮浅層〜中層までとしたことによると推測された．また，照射後の有害事象としては，照射部の胼胝・瘢痕形成が10例（10％）と最も多くみられた．Logan らは過去に，皮膚における従来型CO_2レーザー治療後の胼胝・瘢痕発生率は61％であったと報告している[13]．従来型のディフォーカス照射により，周囲組織に熱損傷が波及したことが要因と考えられているが，本法はスキャナ搭載型を使用することで周囲組織への熱損傷を極力抑え，その結果，瘢痕発生率の減少を図ることができたと考える．さらに，胼胝・瘢痕形成をきたした要因を検討したところ，それらの患者のほとんどで長時間の立ち仕事を行っている，安全靴を履き作業している，ランニングなどの運動を習慣としているなど，上皮化した部位への慢性的で過度な負荷が認められた．そのため，現在は照射前の治療の説明の際に，胼胝・瘢痕形成の可能性とその誘発因子の説明も行い，さらに上皮化後照射部位にサリチル酸ワセリン外用や活性型 Vit D_3外用を行い胼胝・瘢痕形成の予防を積極的に行っている．

HPV 関連疾患に対するCO_2レーザーを用いた治療の影響は，患者側だけでなく術者側にも及ぶことが知られている．Jerome らは足底疣贅に対してCO_2レーザー治療を行った際の蒸気を採取し解析したところ，7例中2例の蒸気に HPV DNA が存在したことを報告している[14]．また，Ferenczy らは，HPV 性器感染症に対してCO_2レーザー治療時に，43例中7例において照射周囲の正常皮膚に HPV DNA が検出されたと報告している[15]．これらの報告をふまえて，Hugh らは，蒸気の曝露により有意に術者の疣贅の発生率が増加するほどの感染力はないとしながらも，HPV6，11型は上気道粘膜に感染する傾向があり注意が必要であるとしている[16]．いずれにせよ，疣贅を

含む HPV 関連疾患に対して CO_2 レーザー治療を行う際には，吸煙装置や一般的な感染防御（手袋，マスク）は推奨されると考える．

今後の展望

今回，当院で行っている難治性足底疣贅に対するスキャナ付き CO_2 レーザー治療についてご紹介した．本治療法は足底に広く分布するような多発症例には適さないが，1～数個の孤立性の病変，限局したモザイク病変には高い治療効果を発揮すると思われる．現在，世界の各国で疣贅に対する CO_2 レーザー治療は広く行われているが，その一方で施設ごとでの照射方法の違いや治療効果の不安定性のため外科的治療として CO_2 レーザー照射が選択されにくいという側面もある．今回ご紹介したスキャナ搭載型では，コンピュータ制御により施術者に関わらず常に一定の照射ができるため手技の難易度は低く，かつ安定した治療効果が得られると考えられる．これは施設間での治療効果の差を是正し，標準的な治療法の確立の一助になると思われる．

難治性疣贅の治療に際しては，十分な治療効果が得られていないにも関わらず漫然と同一の治療を長期間継続することは避けるべきである．定期的に治療効果を適切に評価し，適宜治療法を検討・再考することが望ましいと思われる．そのなかで，スキャナ付き CO_2 レーザー治療が有効な治療法の1つになることが期待され，また，そのためにはさらなる症例の集積とエビデンス構築が重要であると思われる．

文　献

1）Schmit A, et al：The primary target cells of the high-risk cottontail rabbit papillomavirus colocalize with hair follicle stem cells. *J Virol*, **70**：1912-1922, 1996.

2）渡辺大輔ほか：尋常性疣贅診療ガイドライン 2019（第1版）．日皮会誌, **129**（6）：1265-1292, 2019.

3）Sterling JC, et al：British association of dermatologist's guidelines for the management of cutaneous warts 2014. *Br J Dermatol*, **171**：696-712, 2014.

4）川島　眞：ウイルス性疣贅における治療実態調査．臨床医薬, **28**：1101-1110, 2012.

5）Kagoyama K, et al：Successful treatment of recalcitrant plantar warts by carbon Dioxide laser with a computerized scanner. *Br J Dermatol*, **182**（3）：809-811, 2020.

6）Nguyen J, et al：Laser treatment of nongenital verrucae a systemic review. *JAMA Dermatol*, **152**：1025-1034, 2016.

7）江川清文：いぼ剥ぎ法．カラーアトラス疣贅治療考　いぼ/コンジローマ/みずいぼ（江川清文編著），医歯薬出版, pp. 84-86, 2005.

8）江川清文：尋常性疣贅-よい治療法はないですか？皮膚科診療プラクティス 10 治療にてこずる皮膚疾患（宮地良樹ほか編），文光堂, pp. 82-87, 2000.

9）McBurney EI, et al：Carbon dioxide laser treatment of verrucae vulgares. *J Dermatol Surg Oncol*, **10**：45-48, 1984.

10）Wiley DJ, et al：External genital warts：diagnosis, treatment, and prevention. *Clin Infect Dis*, **35**：210-224, 2002.

11）Egawa K：Eccrine-centred distribution of huma papillomavirus 63 infection in the epidermis of the plantar skin. *Br J Dermatol*, **152**：993-995, 2005.

12）Mitsuishi T, et al：Combination of carbon dioxide laser therapy and artificial dermis application in plantar warts：human papillomavirus DNA analysis after treatment. *Dermatol Surg*, **36**：1401-1405, 2010.

13）Logan RA, et al：Outcome of carbon dioxide laser therapy for persistent cutaneous viral warts. *Br J Dermatol*, **121**：99-105, 1989.

14）Jerome M, et al：Papillomavirus in the Vapor of Carbon Dioxide Laser-Treated Verrucae. *JAMA* **259**：1199-1202, 1988.

15）Ferenczy A, et al：Carbon dioxide laser energy disperses human papillomavirus deoxyribonucleic acid onto treatment fields. *Am J Obstet Gynecol*, **163**：1271-1274, 1990.

16）Hugh M, et al：Risk of acquiring human papillomavirus from the plume produced by the carbon dioxide laser in the treatment of warts. *J Am Acad Dermatol*, **32**：436-441, 1995.

足爪治療マスターBOOK

好評

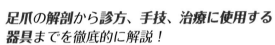

編集	高山かおる	埼玉県済生会川口総合病院皮膚科 主任部長
	齋藤　昌孝	慶應義塾大学医学部皮膚科 専任講師
	山口　健一	爪と皮膚の診療所 形成外科・皮膚科 院長

2020 年 12 月発行　B5 判　オールカラー
232 頁　定価 6,600 円（本体 6,000 円＋税）

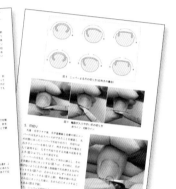

足爪の解剖から診方、手技、治療に使用する器具までを徹底的に解説！

種類の多い巻き爪・陥入爪治療の手技は、巻き爪：8 手技、陥入爪：7 手技を Step by Step のコマ送り形式で詳細に解説しました。

3 名の編者が語り尽くした足爪座談会と、「肥厚爪の削り方」の手技の解説動画も収録！

初学者・熟練者問わず、医師、看護師、介護職、セラピスト、ネイリストなど、フットケアにかかわるすべての方に役立つ 1 冊です！

全日本病院出版会
www.zenniti.com

〒113-0033 東京都文京区本郷 3-16-4　Tel:03-5689-5989
Fax:03-5689-8030

MB Derma, 342：37-42, 2023.

◆特集／いまさら聞けない！ウイルス感染症診療マニュアル

DIHS 診療のトピックス

西村友紀*　　浅田秀夫**

Key words：薬剤性過敏症症候群(drug-induced hypersensitivity syndrome：DIHS)，ヒトヘルペスウイルス6型(human herpesvirus 6：HHV-6)，再活性化(reactivation)，持続感染(persisitent infection)，自己免疫疾患(auto immune disease)

Abstract　薬剤性過敏症症候群(drug-induced hypersensitivity syndrome：DIHS)は，限られた薬剤により遅発性に発症し，発熱，多臓器障害を伴う重症薬疹の1つである．経過中に HHV-6 の再活性化を生じ，症状の遷延化，重症化に関わっている．DIHS のもう1つの特徴として回復期に1型糖尿病や慢性甲状腺炎などの自己免疫疾患を発症することが知られている．今回我々は，DIHS の，ほかの薬疹とは異なる特徴である HHV-6 の再活性化に着目し，DIHS 患者の一部に HHV-6 の持続感染を生じること，さらに HHV-6 の持続感染は DIHS の重症化，自己免疫疾患の合併症の発症，予後に深く関与している可能性を明らかにした．

はじめに

薬剤性過敏症症候群(drug-induced hypersensitivity syndrome：DIHS)は，抗けいれん薬などの比較的限られた，薬剤投与開始から3週間以上経って遅発性に発症し，発熱，多臓器障害を伴う重症薬疹の1つである．皮疹は紅斑丘疹型，多形紅斑型として始まり，しばしば紅皮症に移行する．またリンパ節腫脹，38℃以上の発熱，肝機能障害，腎機能障害，好酸球増多，異型リンパ球の出現などを生じ，原因薬剤中止後も皮疹や臓器障害の遷延を認める．発症2〜4週間後にヒトヘルペスウイルス6(HHV-6)の再活性化を生じ，症状の遷延化，重症化に関わっている．また DIHS のもう1つの特徴として，回復期に1型糖尿病，慢性甲状腺炎などの自己免疫疾患を発症することが知られている．

＊　Yuki NISHIMURA，〒634-8522 橿原市四条町 840　奈良県立医科大学医学部皮膚科学教室，助教
＊＊　Hideo ASADA，同，教授

今回我々は，DIHS 軽快後も，末梢血単核球細胞中に HHV-6 DNA が長期に検出される症例が少なからず存在すること，またこのような HHV-6 の感染が持続している症例では，急性期の臨床症状がより重症であり，回復期に高率に自己免疫疾患/慢性炎症性疾患を発症することを見出した．本稿では，HHV-6 持続感染と DIHS における臨床症状や自己免疫疾患などの合併症との関連について紹介する．

DIHS と自己免疫疾患

DIHS では回復期に様々な自己免疫疾患を発症することが知られている．これまでに，本邦と台湾の17施設でDIHSに関する大規模な予後調査が行われ，半年以上フォローアップした145例について解析がなされた結果，発症から3年以内にBasedow 病，慢性甲状腺炎，無痛性甲状腺炎などの自己免疫性甲状腺疾患が7例，2か月以内に劇症1型糖尿病が5例発生していたと報告されている[1]．その他，円形脱毛症，関節炎，全身性エリテマトーデス，尋常性白斑などの発生もみられ，

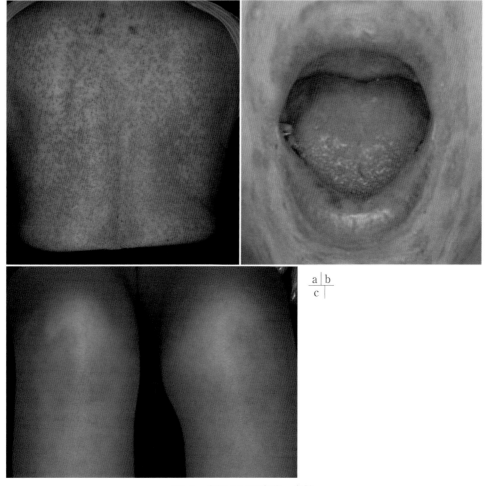

図 1. 症例 1：60 歳代，女性
a：体幹に丘疹と紅斑を認める．
b：頬と下顎に丘疹と紅斑を認める．硬口蓋に発赤を認める．
c：膝はわずかに腫脹し，疼痛と発赤を伴う．

DIHS 回復後も長期間の注意深い経過観察が必要であると考えられている[1]．

当科で経験した DIHS に自己免疫疾患（関節炎，間質性腎炎）を合併した代表的な 2 例を示す．

＜症例 1[2]＞60 歳代，女性

メキシレチン内服開始 4 週間後に 38.5℃ の発熱と顔面および体幹に皮疹が出現し当科を受診した．全身の播種状紅斑丘疹がみられ（図 1-a），口唇粘膜びらんも認めた（図 1-b）．白血球増加（17,600/μL），好酸球 8.5%，異型リンパ球 1.0%，肝機能障害（AST 107 U/L，ALT 340 U/L）が認められた．入院 14 日目に，PCR 法にて血中より HHV-6 DNA が検出され，DIHS と診断した．プレドニゾロン（PSL）40 mg/day から治療を開始し，徐々に漸減し，入院から 2 か月後に退院した．発症 5 か月後より手関節および膝窩の腫脹，疼痛と発赤を伴っており（図 1-c），血清 MMP-3 が 582 ng/mL に上昇していた（入院時：17.8 ng/mL）．X 線で関節破壊像はなく，抗 CCP 抗体，リウマトイド因子，抗ガラクトース欠損 IgG 抗体はすべて正常範囲内であり，関節リウマチの診断基準は満たしていなかった．PSL 5 mg/day とセレコキシブ（200 mg/day）の投与により，関節症状は徐々に軽快した．その後，PSL は発症 2 年後に漸減・終了後も再燃なく経過している．

＜症例 2[3]＞60 歳代，男性

MRSA による難治性の腸腰筋膿瘍に対し，スルファメトキサゾール/トリメトプリムを 4 週間内

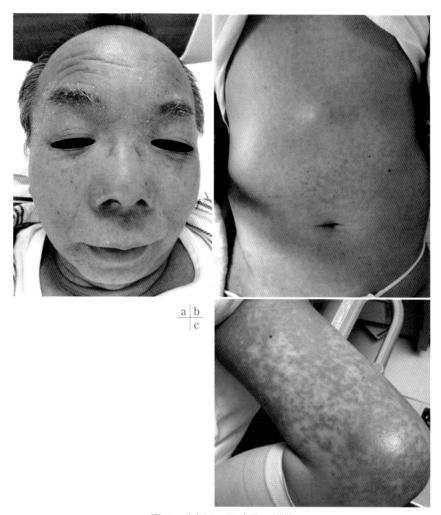

図 2. 症例 2：60 歳代，男性
a ：顔面に鱗屑を伴う浮腫性紅斑，眼球周囲に蒼白を呈する．
b ：体幹にびまん性の紅斑を認める．
c ：下肢に紫斑を伴う紅斑を認める．

服したのちに全身の紅斑と発熱が出現した．スルファメトキサゾール/トリメトプリム中止後も症状の改善がみられず 8 日後に当科を受診した．39℃台の発熱，顔面に鱗屑を伴う浮腫性紅斑と眼球周囲の蒼白を認めた．また，体幹および四肢の瘙痒を伴うびまん性紅斑を認め，下肢では紫斑を伴っていた．頸部リンパ節腫脹もみられた（**図2**）．WBC 17,800/μL（異型リンパ球 29.0%），TARC 105,300 pg/mL，γ-GTP 102，PCR 法にて血中にHHV-6 DNA を検出し，DIHS と診断した．初診時，重篤な臓器障害は認めなかった．PSL 30 mg/day を開始し，皮疹および全身状態は速やかに改善したため PSL 10 mg/day まで漸減した．ただ

し，血中の HHV-6 DNA は経過中一貫して検出された．初診 68 日後，急激な腎機能低下（11 日間でCre 1.47→6.83 mg/dL），皮疹の再燃，TARC の再上昇（471→2,424 pg/mL）を認め，血中のみならず尿中にも HHV-6 DNA を検出した．PSL を30 mg/day に増量するも，腎機能の改善はみられなかった．人工透析導入に至り，腎機能は改善せず，誤嚥性肺炎，敗血症を合併し発症 5 か月後に死亡した．腎臓の病理組織学的な検討の結果，一部の尿細管上皮への HHV-6 の感染が明らかとなり（**図3**），HHV-6 感染が契機となり間質性腎炎を発症した可能性が示唆された．

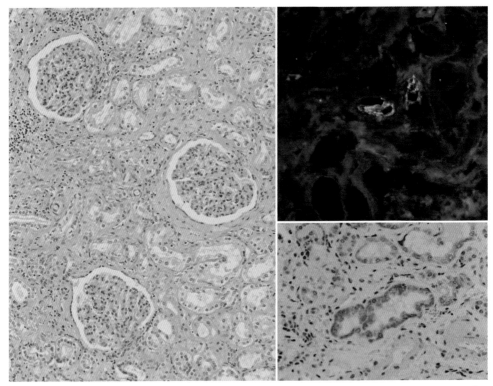

図 3. 腎標本の病理組織所見
a：HE 染色. 糸球体は比較的保たれているが, 尿細管上皮に変性が
　目立ち, 間質性腎炎の像を呈していた.
b：抗 HHV-6 モノクローナル抗体(OHV-6)を用いた免疫蛍光法.
　一部の尿細管上皮に HHV-6 抗原の発現を認める.
c：免疫染色にて, 一部の尿細管上皮に HHV-6 抗原の発現を認める.

$$a\left|\frac{b}{c}\right.$$

DIHS と HHV-6 持続感染

　DIHS では発症 2〜3 週間後に HHV-6 の再活性化を伴うことが特徴であり, 薬剤アレルギーとウイルス感染症の複合した疾患である[4)5)]. HHV-6 は突発性発疹の原因ウイルスであり[6)], 初感染後は宿主体内に潜伏感染する. そして, DIHS, 移植片対宿主病, 慢性疲労症候群などの疾患において免疫に何らかの変調をきたした際に再活性化を起こす. DIHS では, HHV-6 の再活性化は, 臨床症状の再燃, 遷延化, 重症化に関連することが報告されている[7)]. このように HHV-6 が DIHS の病態に関わっていると考えられてきたものの, DIHS における HHV-6 の再活性化後の動態については不明であった.

　そこで我々は, 当科において過去 11 年間で DIHS と診断した患者 41 例について末梢血単核球細胞(peripheral blood mononuclear cells：PBMC)中の HHV-6 DNA を経時的に測定したところ, 41 例中 11 例で発症後 6 か月以上にわたり 1,000 copies/mL 以上の高レベルの HHV-6 DNA が検出された(**図4**). コントロールとして健常人, DIHS 以外の中毒疹患者, ステロイド長期投与中の患者(自己免疫性水疱症, 膠原病)の PBMC 中の HHV-6 DNA を測定したところ, 健常人およびステロイド長期投与中の患者では全員で HHV-6 は検出されなかった. 中毒疹患者では 7%(41 例中 3 例)の患者に HHV-6 を検出したが, DNA 量は 300 copies/mL 以下と低値であった. DIHS の一部の患者では HHV-6 の再活性化後に持続感染を生じていることが明らかになった.

HHV-6 持続感染と臨床症状との関連

　HHV-6 の持続感染をきたした DIHS 患者の特

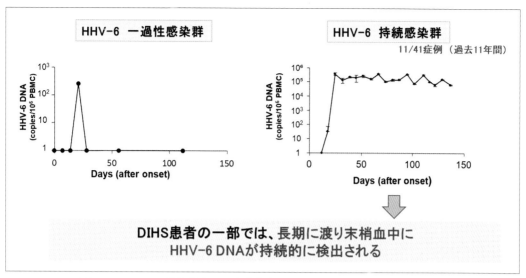

図 4. HHV-6 一過性感染例と持続感染例における HHV-6 DNA 量の推移

徴を明らかにするため，一過性感染例と臨床症状を比較したところ，HHV-6 持続感染患者は，一過性感染患者よりも急性期の皮膚症状の重症度が有意に高いことが明らかとなった．当科で DIHS と診断した 41 例中 11 例が HHV-6 の持続感染を生じており，持続感染例11例はすべてが紅皮症を呈したのに対して，一過性感染例で紅皮症を呈したのは 30 例中 10 例であった．

DIHS の約 11% の症例が自己免疫疾患を合併すると報告されているが[8]，なぜ DIHS 患者が自己免疫疾患を発症しやすいかは不明である．これまで自己免疫疾患の発症には，遺伝的，免疫的，ホルモン的，環境的要因などが関わると考えられているが詳細は解明されていない[9]~[11]．近年，新型コロナウイルス感染症（COVID-19）の急性期を過ぎたあとに，関節炎，脱毛症，神経炎などの自己免疫疾患を発症する患者が存在することが報告され[12][13]，ウイルス感染と自己免疫疾患との関わりが改めて注目されている．実際，当科で経験した DIHS 41 例中 7 例が自己免疫疾患/慢性炎症性合併症を発症したが，これらの患者はすべて HHV-6 の持続感染群であった．7 例の自己免疫疾患/慢性炎症性合併症患者のうち，5 例は間質性腎炎，関節炎，甲状腺炎，脳症，持続性脱毛症などの自己免疫疾患を発症し，2 例は 3 か月以上にわたり再発性紅皮症が持続した[2][3][14]．HHV-6 持続感染

は宿主の免疫系に影響を及ぼし，DIHS の重症化および遅発性合併症の発症に関わっている可能性が示唆された．

HHV-6 再活性化および持続感染のメカニズム

生体内では HHV-6 は単球や骨髄前駆細胞などに潜伏感染し，再活性化に伴い CD4 陽性 T 細胞に感染して増殖することが知られている．これまでに TNF 受容体スーパーファミリーの 1 つである OX40/CD134 が，HHV-6 が CD4 陽性 T 細胞に感染する際の受容体であることが報告されている[15]．そこで我々は，DIHS 患者について CD4 陽性 T 細胞表面の OX40/CD134 発現を経時的に測定した．その結果，DIHS 急性期に OX40/CD134 の発現が有意に亢進し，症状の回復とともにすみやかに正常化することが明らかになった[16]．また血清中の可溶性 OX40/CD134 レベルも DIHS の急性期に上昇したのち回復期には低下し，そのレベルは DIHS の重症度，HHV-6 再活性化の程度と相関していた[17]．これらのことより OX40/CD134 が生体内での HHV-6 の感染拡大および DIHS の重症化に関わっている可能性が示唆された．

さらに，持続感染した HHV-6 が，CD4 陽性 T 細胞中に存在することも明らかになった[18]．HHV-6 持続感染と自己免疫疾患との関わりについては，現時点では想像の域を出ないが，HHV-6

感染 CD4 陽性 T 細胞の機能異常が自己免疫疾患の発症に関わっている可能性，あるいは HHV-6持続感染が長期にわたり継続的に免疫系を刺激している状態が自己免疫疾患発症の引き金となる可能性などが考えられる．

おわりに

DIHS は，経過中に HHV-6 に代表されるヘルペスウイルスの再活性化を伴う点がほかの薬疹と異なる最大の特徴である．HHV-6 は DIHS の臨床症状の再燃，遷延化，重症化に関連する．再活性化後の HHV-6 の動態は不明であったが，今回，HHV-6 が持続感染する症例が少なからず存在し，また HHV-6 持続感染は DIHS の重症化，自己免疫疾患などの合併症の発症，予後に深く関与している可能性が示唆された．

DIHS における HHV-6 の持続感染機構ならびに持続感染と自己免疫疾患との関わりについては今後解明すべき課題である．

文　献

1）Kano Y, et al：Sequelae in 145 patients with drug-induced hypersensitivity syndrome/drug reaction with eosinophilia and systemic symptoms：Survey conducted by the Asian Research Committee on Severe Cutaneous Adverse Reactions（ASCAR）. *J Dermatol*, **42**：276-282, 2015.

2）Morito H, et al：Drug-induced hypersensitivity syndrome followed by persistent arthritis. *J Dermatol*, **39**：669-670, 2012.

3）Miyashita K, et al：Involvement of Human Herpesvirus 6 Infection in Renal Dysfunction Associated with DIHS/DRESS. *Acta Derm Venereol*, **96**：114-115, 2016.

4）Suzuki Y, et al：Human herpesvirus 6 infection as a risk factor for the development of severe drug-induced hypersensitivity syndrome. *Arch Dermatol*, **134**：1108-1112, 1998.

5）Tohyama M, et al：Severe hypersensitivity syndrome due to sulfasalazine associated with reactivation of human herpesvirus 6. *Arch Dermatol*, **134**：1113-1117, 1998.

6）Yamanishi K, et al：Identification of human herpesvirus-6 as a causal agent for exanthem subitem. *Lancet*, **1**：1065-1067, 1988.

7）Tohyama M, et al：Association of human herpesvirus 6 reactivation with the flaring and severity of drug-induced hypersensitivity syndrome. *Br J Dermatol*, **157**：934-940, 2007.

8）Chen YC, et al：Long-term sequelae of drug reaction with eosinophilia and systemic symptoms：A retrospective cohort study from Taiwan. *J Am Acad Dermatol*, **68**：459-465, 2013.

9）Ljudmila S, et al：Stress as a trigger of autoimmune disease. *Autoimmun Rev*, **7**：209-213, 2008.

10）Alexander H, et al：Autoimmune Addison's disease-An update on pathogenesis. *Ann Endocrinol*（*Paris*）, **79**：157-163, 2018.

11）Christen U：Pathogen infection and autoimmune disease. *Clin Exp Immunol*, **195**：10-14, 2019.

12）Niloufar Y, et al：Autoimmune complications of COVID-19. *J Med Virol*, **94**：54-62, 2022.

13）Yu L, et al：COVID-19 and autoimmune diseases. *Curr Opin Rheumatol*, **33**：155-162, 2021.

14）Kanatani Y, et al：Parallel changes in serum thymus and activation-regulated chemokine levels in response to flare-ups in drug-induced hypersensitivity syndrome. *J Dermatol*, **47**：e417-e419, 2020.

15）Tang H, et al：CD134 is a cellular receptor specific for human herpesvirus-6B entry. *Proc Natl Acad Sci USA*, **110**：9096-9099, 2013.

16）Miyagawa F, et al：Preferential expression of CD134, an HHV-6 cellular receptor, on CD4T cells in drug induced hypersensitivity syndrome（DIHS）/drug reaction with eosinophilia and systemic symptoms（DRESS）. *J Dermatol Sci*, **83**：151-154, 2016.

17）Mitsui Y, et al：Serum Soluble OX40 as a Diagnostic and Prognostic Biomarker for Drug-Induced Hypersensitivity Syndrome/Drug Reaction with Eosinophilia and Systemic Symptoms. *J Allergy Clin Immunol Pract*, **10**：558-565, 2022.

18）Miyagawa F, et al：Predominant Contribution of CD4 T Cells to Human Herpesvirus 6（HHV-6）Load in the Peripheral Blood of Patients with Drug-induced Hypersensitivity Syndrome and Persistent HHV-6 Infection. *Acta Derm Venereol*, **98**：146-148, 2017.

MB Derma, 342：43-48, 2023.

◆特集／いまさら聞けない！ウイルス感染症診療マニュアル

疣贅状表皮発育異常症および関連疾患と HPV ―稀ではあるが見逃せない疾患―

清水　晶*

Key words：ヒト乳頭腫ウイルス（human papillomavirus：HPV），疣贅状表皮発育異常症（epidermodysplasia verruciformis）

Abstract　疣贅状表皮発育異常症（EV）は稀ではあるが比較的よく知られた疾患である．小児期から体幹，四肢に癜風様皮疹が出現し，露光部位を中心に癌化するリスクがある．これまでの研究により，β属 HPV，いわゆる EV 型とされる HPV が疾患から報告されてきた．EV は HPV 研究のなかでも大きな役割を果たしており，ウイルス発癌を考えるうえでも重要な疾患である．近年基礎研究領域では，β属 HPV による発癌機構が見直されつつある．臨床的には，長期にわたり皮膚癌の発生に注意を要することから，まずはこの疾患を疑い，遺伝子診断，HPV 検出も含め診断する必要がある．希少疾患であることから，皮膚科医が中心となり症例を蓄積し，病態解明することが求められている．

初めに

　疣贅状表皮発育異常症（epidermodysplasia verruciformis：EV）は，現在までに 500 例程度の報告があるが，遺伝子解析や HPV 検査などを詳細に行った例は少ない[1]．本邦における EV は中核病院で数例フォローされている程度と思われ，その詳細は不明である．本疾患でみられるβ属 HPV の病的な意義は近年議論されており，解釈も変わる可能性がある[2]．本稿では EV とβ属 HPV の解説のほかに，多発性疣贅をきたす遺伝性疾患の鑑別も取り上げた．これらは全身性の症候群も含み，EV の皮疹とは臨床的に異なるケースが多い．これも EV と同様に稀ではあるが見逃せない疾患群である．

EV の臨床像と経過について

　EV は青少年期から癜風様の皮疹が出現し拡大する（図 1）．通常は *TMC6, TMC8, CIB1* 変異に

より生じる（遺伝子については後述する）．遺伝形式はほとんどの症例で常染色体劣性とされるが，伴性および常染色体優性遺伝も報告されている．体幹四肢の紫外線露光部の皮疹から Bowen 病，有棘細胞癌，基底細胞癌が発症する．病理組織学的には，過角化，錯角化，軽度の表皮肥厚，澄（淡）明細胞（Blue cells）と粗大なケラトヒアリン顆粒が観察される（図 2）．抗 HPV 抗体で免疫染色すると，顆粒層の核に一致し陽性となる（図 3）．これらの所見は EV 型 HPV 感染による特徴的な病理組織像である．一般的に免疫不全を有する難治性疣贅に対しては，cidofovir，局所免疫療法，イミキモド，ダイレーザー，レチノイドなどの有効性が報告されているが[3]，本症の皮疹に対する明確な治療指針はない．我々は癌化が疑わしい病変にはイミキモド，ブレオマイシン軟膏などを使用し経過観察している．疣贅状表皮発育異常症における発癌症例は露光部に多い．遮光指導などを行い，発癌に注意しながら慎重にフォローアップする必要がある．

＊　Akira SHIMIZU，〒920-0293　石川県河北郡内灘町大学 1-1　金沢医科大学医学部皮膚科学講座，教授

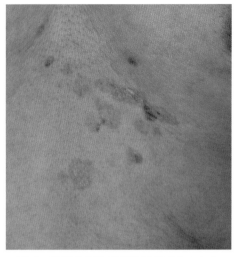

図 1. 疣贅状表皮発育異常症でみられた
瘢風様皮疹

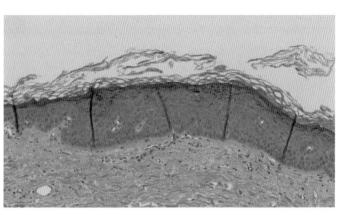

図 2. 瘢風様皮疹の病理組織像
顆粒層周囲に「Blue cells」がみられる.

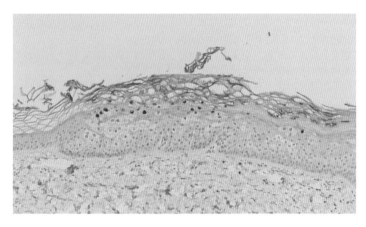

図 3.
瘢風様皮疹の病理組織像：抗 HPV 抗体に
よる免疫染色像
顆粒層周囲の核に一致して陽性所見あり

EV と類縁疾患について

EV との類縁疾患は様々な分類がある. 今回は EV, Atypical EV, Acquired EV, Generalized verrucosis として解説する. *TMC6, 8, CIB1* 遺伝子に関連する古典的な EV は Typical EV とし, 後天性に生じる場合は Acquired EV, *TMC6, 8, CIB1* 以外の遺伝子変異で生じる場合は de Jong ら[4]の報告にならい「Atypical EV」とした.

1. Atypical EV

TMC6, TMC8, CIB1 以外に EV 様の症状をきたす変異が発見されるようになった. *RHOH, STK4*(MST-1をコードする遺伝子名), *CORO1A, IL-7, DCLRE1C, DOCK8, RASGRP1, LCK, TPP2* などが挙げられる. *RHOH* と *LCK* はリンパ系細胞のみに発現するが, ほかの遺伝子は表皮角化細胞, T 細胞を含む多くの組織で発現する.

(1) RHOH 欠損症：常染色体劣性(潜性)遺伝. 気管支炎, バーキットリンパ腫などを合併する. 疣贅の病理像は EV と一致する. HPV3, 12, 20 型が検出される. CD4 陽性 T 細胞減少と機能低下があり, B 細胞, NK 細胞は正常である.

(2) MST-1 欠損症：常染色体劣性(潜性)遺伝. 呼吸器感染症, カンジダ症, 発育異常などを合併する. EV 様の扁平疣贅を呈する. HPV5, 15 型が検出される. CD4 陽性 T 細胞減少と機能低下があり, IgA, IgE は増加する. C-ANCA 陽性など自己免疫疾患との関連も指摘されている.

(3) CORO1A 欠損症：常染色体劣性(潜性)遺伝. 気管支拡張症, 伝染性軟属腫, ヘルペス性潰瘍などを合併する. 皮疹は EV 様の扁平疣贅を呈する. HPV5, 17 型が検出される. CD4 陽性 T 細胞減少

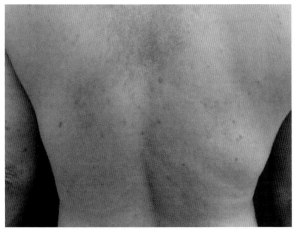

図 4. 後天性疣贅状表皮発育異常症(臓器移植後)
でみられた癜風様皮疹

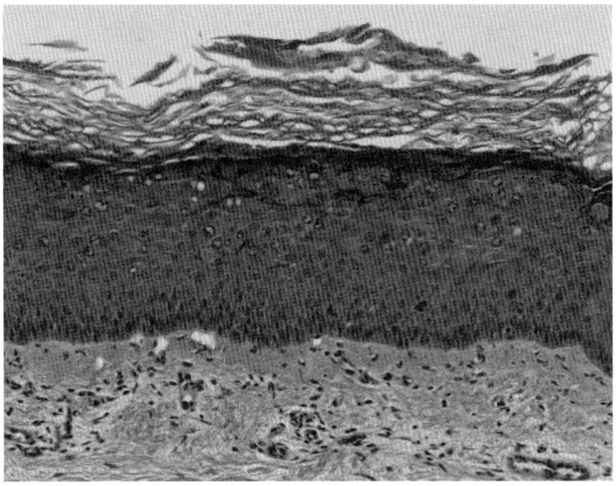

図 5. 癜風様皮疹の病理組織像
古典的な EV と同様に顆粒層周囲に
「Blue cells」がみられる.

と機能低下あり. ほかに IgE 上昇, B 細胞, NK
細胞数異常あり.

(4)**DOCK8 欠損症**:アトピー性皮膚炎, 伝染性
軟属腫, 繰り返す呼吸器と消化器感染を合併す
る. 多発性扁平疣贅の臨床像を呈し, 病理像は
EV と一致する. HPV5 型が検出される. CD4 陽性
T 細胞は減少するが機能異常はない. IgE 増加と
IgM 減少がある. その他特異的抗体産生異常あり.

(5)**LCK 欠損症**:繰り返す細菌性肺炎を合併.
皮疹は EV, 扁平疣贅様. 組織は EV と一致.
HPV5, 20, 38 型を検出. CD4 陽性 T 細胞が減少
する.

Atypical EV では T 細胞減少と機能的異常がみ
られ, β 属 HPV 以外の多くの感染症, 自己免疫疾
患も伴うようになる. 特に CD4 陽性 T 細胞減少
は共通しており, 皮膚疾患関連 HPV 制御におけ
る CD4 陽性 T 細胞の重要性を示している.

2. Acquired EV

後天的免疫不全を背景とする EV は Acquired
EV として報告されている. 臨床的に遺伝性 EV
と大きな違いはない(**図4**). 病理組織学的にも古
典的な EV でみられるような Blue cells が確認さ
れる(**図5**). 基礎疾患としては, 全身性エリテマ
トーデス(SLE), 血液疾患, 臓器移植, 後天性免
疫不全症候群(AIDS)などが挙げられる. 関連す
る HPV も古典的な EV と同様に β 属 HPV である.

3. Generalized verrucosis(GV)について

(1)**GATA2 欠損症**:GATA2 欠損症は常染色体
劣性(潜性)遺伝の多臓器に障害が生じる疾患であ
る. GATA2 は Zn フィンガー(ZF)を有する転写
因子で, 造血幹細胞などに発現し, その増殖や維
持, 早期の血球分化やリンパ管および血管の機能
に重要な役割を果たす. GATA2 変異は HPV 感
染, 播種性マイコバクテリア症, 日和見真菌感染
症など種々の感染症の原因となり, 骨髄異形成症
候群, 肺疾患, 血管・リンパ管機能不全など, 多
彩な病態と関連している[5]. 臨床的には手指中心
の多発する尋常性疣贅であり, α, β 属 HPV 含め
様々な HPV 型が検出されている.

(2)**WHIM 症候群**:WHIM 症 候 群(warts,
hypogammaglobulinemia, infections, and myelo-
kathexis(myeloid hyperplasia with apoptosis)
syndrome)は, 常染色体優性(顕性)遺伝の疾患で
あり, 先天的な好中球減少と呼吸器感染, 胃腸炎
などの細菌感染を繰り返す. 検査上は IgG と好中
球の減少が特徴的であり, CXCR4 遺伝子変異に
より生じる. 皮膚感染症は HPV 以外でも, EB ウ
イルス, ヘルペスウイルスが報告されている.
HPV タイピングでは α 属 HPV の HPV2, 6, 11 型
が検出されている[6].

前述した EV 関連の皮疹と GV の皮疹は形状が
異なり, GV は疣状の小結節が手足に多発融合す
る状態, EV 関連はフラットな癜風様の皮疹が多

表 1. 疣贅状表皮発育異常症と Generalized verrucosis

疣贅状表皮発育異常症			Generalized verrucosis
Typical EV	**Atypical EV**	**Acquired EV**	
TMC6, TMC8, CIB1 変異	RHOH, STK4, CORO1A, DCLRE1C, DOCK8, RASGRP1, LCK, TPP2 変異	免疫不全状態 （臓器移植やエイズ）	GATA2 などの変異
 癜風様皮疹	 顆粒層から有棘層にみられる "Blue cells"		 疣状結節　　 著明な過角化と乳頭腫症
β属 HPV 感染			α属 HPV 感染主体

い[2]. 皮疹の分布も GV では手足の先，EV では体幹，四肢といったように両疾患には差がみられる．これらも感染する HPV タイプ，EV であればβ属 HPV，GV であれば HPV2 型などのα属の HPV であることを反映していると思われる（**表 1**）．このほか，CD28 欠損症では Tree-man 症候群が報告されている．感染している HPV タイプは尋常性疣贅で検出される HPV2 型であるが，その遺伝子発現において L1 の発現が抑制され，代わりに E6，E7 発現が通常の疣贅とは異なり基底層のみに強発現していた[5]. このように EV 関連疾患の皮疹の形状の差には，免疫状態に加え感染する HPV 型，さらにその発現様式が重要であることがわかる．

EV における HPV について

HPV は 200 種類以上報告されている．EV ではβ属 HPV のなかでも「EV 型」と呼ばれる特徴的な HPV が検出される．これまでに 20 種類以上の EV 型 HPV が検出されている（HPV5，8，20 型ほか多数）．本邦では HPV5 型の検出率が高く，通常は複数のβ属 HPV が持続感染する．β属 HPV は皮膚常在のウイルスと考えられるが，健常皮膚ではコピー数が低く抑えられている．β属のなかでも発癌性のあるタイプとないタイプがあり注意を要する．EV 患者でみられるβ属 HPV は HPV5，8 が多く，発癌性が報告されている．最近の Whole transcriptome を用いた網羅的な解析ではβ属 HPV 以外にもα属，γ属 HPV なども検出されるとの報告もある[7].

β属 HPV による発癌には紫外線が関与しており，いわゆる hit-and-run theory が提唱されていた．これまでの報告をまとめると，紫外線照射により皮膚はアポトーシスを起こし癌細胞を死滅させるが，β属 HPV 感染により，その機序が働かなくなりやがて発癌が生じる．しかし，癌の増殖にはβ属 HPV は不要であり，腫瘍からβ属 HPV は検出されなくなるという考え方である．この説は動物実験などにより多くの論文で紹介されているが，腫瘍から原因ウイルスが検出されないことから，証明が難しい．筆者の検討では，有棘細胞癌における HPV 感染は外陰部，爪部などの粘膜型ハイリスク HPV 感染に限られ，海外で報告されるようなβ属 HPV 感染はみられない[8]. 爪部

Bowen 病や外陰部の有棘細胞癌(SCC) などは HPV16 型などの α 属 HPV であり，子宮頸がん，子宮頸部上皮内腫瘍(CIN) などのように腫瘍から実際に HPV が検出されるため，HPV との関連は証明しやすい．

最近の報告によると，HPV に対する免疫監視により，表皮角化細胞の癌化，増殖は抑制されており，β 属 HPV は発癌に対し抑制的な役割を果たしているとされる[9]．このように β 属 HPV による発癌は新たな説が出現し，混沌とした状態となっている．

EV の病態形成における
TMC6，TMC8，CIB1 欠損の意義

TMC6，8 はリンパ球や角化細胞などに広く発現している．これまでのところ，EV におけるランゲルハンス細胞，NK 細胞，液性免疫の異常はみられない．細胞性免疫の異常は示唆されるが，すべての症例に当てはまるわけではない．EV は β 属 HPV 以外に易感染性はなく(最近様々な HPV 検出の報告はあるが[7])，主に TMC6，8 による角化細胞特異的な防御機能低下により生じると考えられる．TMC6，8 の変異は EV の約半数に見出される．多くの変異はナンセンス，フレームシフトまたはスプライスサイト変異であり，mRNA レベルの消失が予想される．変異蛋白の機能解析は少ないが，これまで報告された変異はすべて機能喪失型と考えられている．EV の β 属 HPV 易感染性の詳細は不明であるが，TMC6，8 の HPV のライフサイクル，T 細胞などの免疫系，そして表皮角化細胞のアポトーシスに対する影響が報告されている．TMC6，8 は細胞内小胞体に発現し，亜鉛トランスポーターである ZnT-1 と複合体を形成する．TMC6，8 は細胞内亜鉛の分布に影響を及ぼし，β 属 HPV の角化細胞内複製に関与する転写因子 AP-1 の発現を抑制している．また，TMC8 は TRADD と複合体を形成し，TNFα による角化アポトーシスを誘導する．つまり EV の分子メカニズムとしては，TMC6，8 の変異により，AP-1

の発現を介した β 属 HPV の複製が亢進し，さらに TNFα による角化細胞のアポトーシスが障害されると考えられる．

近年 EV の原因として CIB1 欠損が報告され，TMC6，8 は CIB1 と複合体を形成し，β 属 HPV の制御に関与することが明らかになった[10]．この報告においては，意外なことに上記の亜鉛代謝および NF-kB 活性化の明らかな EV の病態への関与は証明されなかった[10]．現在考えられているメカニズムとしては，TMC6，8，CIB1 複合体は細胞内で HPV を抑制するが，HPV のコードする E5 がこれらの複合体を抑制するため，ほかの抑制因子(X) によって HPV の増殖は制限されている．しかし β 属 HPV は E5 を欠損しているためこの複合体を抑制できず，抑制因子(X) も β 属 HPV には作用していない．このような状況で TMC6，8，CIB1 複合体が機能しなくなると，β 属以外の HPV はほかの抑制因子(X) によって制御されるが，β 属 HPV には抑制が効かず増殖すると考えられる．抑制因子(X) は不明であり，今後解明が待たれる．

今後の展望と課題

重要な課題としては，なぜ EV において β 属 HPV が増殖するかである．前述したように EV では多彩な HPV が検出されるが[7]，多数を占めるのは β 属 HPV である．これにはやはり TMC6，8，CIB1 複合体の機能をさらに解明する必要があろう．解析法の進歩としては，網羅的な遺伝子解析によるアプローチが行われている．最近次世代シークエンサー，RNA トランスクリプトームを用いた解析が出現し，EV，GV，recalcitrant warts，Tree-man 症候群が一連の疾患として考えられている[11]．これにより HPV の発現パターンと宿主の遺伝子変異同定まで可能である．本邦でも同様な解析が望まれるが，特殊な環境が必要となるため，従来の HPV 検出用 PCR とシークエンシングを活用することで，スクリーニングを行うことが現実的である．臨床的には EV は稀な疾患であるが，希少難治性皮膚疾患の調査が開始されてお

り，まずは本邦における本疾患の正確な患者数を把握し，遺伝子変異の解析も求められる．このように EV に対しては，今後も HPV，宿主の両面からの解析が必要となる．

終わりに

これまでの研究の大部分は粘膜型ハイリスク HPV であり，皮膚型 HPV の研究を行っている施設は世界でもわずかである．しかし，皮膚科領域の β 属 HPV 研究では前述したようなハイインパクトなジャーナルに掲載される仕事も行われており[9]，未解明の分野も多く今後も新しい発見があるように思われる．EV は古典的な疾患であるが，HPV，宿主免疫から比較することは現在でも大変興味深く，これらの解析を通じて，日常診療で問題となる難治性疣贅に対する有効な対策が明らかになるだろう．

参考文献

1）Wang R, et al：Identification and Splicing Characterization of Novel TMC6 and TMC8 Variants Associated With Epidermodysplasia Verruciformis in Three Chinese Families. *Front Genet*, **12**：712275, 2021.
2）Shimizu A, et al：Recent advances in cutaneous HPV infection. *J Dermatol*, 2023.
3）Sterling JC, et al：British Association of Dermatologists' guidelines for the management of cutaneous warts 2014. *Br J Dermatol*, **171**（4）：696-712, 2014.
4）de Jong SJ, et al：Epidermodysplasia Verruciformis：Inborn Errors of Immunity to Human Beta-Papillomaviruses. *Front Microbiol*, **9**：1222, 2018.
5）Spinner MA, et al：GATA2 deficiency：a protean disorder of hematopoiesis, lymphatics, and immunity. *Blood*, **123**（6）：809-821, 2014.
6）Palm MD, et al：Human papillomavirus typing of verrucae in a patient with WHIM syndrome. *Arch Dermatol*, **146**（8）：931-932, 2010.
7）Saeidian AH, et al：Whole transcriptome-based skin virome profiling in typical epidermodysplasia verruciformis reveals alpha-, beta-, and gamma-HPV infections. *JCI Insight*, **8**（5）：e162558, 2023.
8）Shimizu A, et al：Detection of human papillomavirus（HPV）in patients with squamous cell carcinoma and the clinical characteristics of HPV-positive cases. *Br J Dermatol*, **171**（4）：779-785, 2014.
9）Strickley JD, et al：Immunity to commensal papillomaviruses protects against skin cancer. *Nature*, **575**（7783）：519-522, 2019.
10）de Jong SJ, et al：The human CIB1-EVER1-EVER2 complex governs keratinocyte-intrinsic immunity to beta-papillomaviruses. *J Exp Med*, **215**（9）：2289-2310, 2018.
11）Uitto J, et al：Recalcitrant Warts, Epidermodysplasia Verruciformis, and the Tree-Man Syndrome：Phenotypic Spectrum of Cutaneous Human Papillomavirus Infections at the Intersection of Genetic Variability of Viral and Human Genomes. *J Invest Dermatol*, **142**（5）：1265-1269, 2022.

MB Derma, 342：49-56, 2023.

◆特集／いまさら聞けない！ウイルス感染症診療マニュアル

エムポックス(サル痘)の基礎知識と診療のコツ

宮城拓也*

Key words：エムポックス・サル痘(monkeypox)，MSM(men who have sex with men)，性行為感染症(sexually transmitted infection)

Abstract M痘(サル痘)改め，エムポックスは，2022年に欧米でアウトブレイクし，症例の97～100%は男性で，好発年齢は37～44歳，HIV合併率は36～67%，性行為感染症合併率は16～76%であった．2023年時点で本邦のエムポックス症例は男性のみの129例で，30～40歳代が多く，HIV感染症の合併率64.2%，77.5%で性的接触が感染契機で，欧米の疫学と同様であった．現在主流のエムポックスは，MSM(men who have sex with men)の性行為感染症の側面が強いと思われる．元々アフリカで流行しているエムポックスと異なり，皮疹の数は少なく，部位も限局し，性器，口囲，肛門周囲が多く，掌蹠に少ない．性活動が活発な年齢の男性に，性器，口囲，肛門周囲にびらん，水疱・膿疱があればエムポックスを疑い，21日以内の性的接触を問診すべきである．

はじめに

M痘(サル痘)は1970年に中央アフリカのコンゴ共和国(旧ザイール)で初めてヒトでの感染が報告された人獣共通感染症である[1]．以降，コンゴ共和国に加えて，周辺のアフリカ諸国でしばしばアウトブレイクが生じている．当初はアフリカ諸国に限られていたが，2003年に流行地から輸入されたげっ歯類を介してM痘に感染したプレーリードッグが原因で，アメリカの6州から計71人の感染者が報告されて以降，アジアやヨーロッパ，北米などの非流行地でも渡航関連感染症として少数例が報告されてきた[1]．

そのようななか，2022年5月より海外渡航歴のないM痘(サル痘)の症例報告が欧米を中心に爆発的に増加し，同年の11月には100か国以上で累計78,000人以上が感染するほどの世界的大流行となった[1]．日本では2022年7月に本邦初のM痘

症例が報告された．当初は海外渡航歴か海外渡航者との接触歴を有していたが，徐々に日本国内での感染が増加し，2023年5月時点で129例が報告されている[2]．

M痘(サル痘)は80%以上の症例が発疹を伴い[3]，38～52%は発疹後に全身症状を生じるので[1]，発疹のみを主訴に皮膚科のクリニックを受診する可能性がある．つまり，皮膚科医がM痘(サル痘)診断の最前線に立つ可能性は高い．

本稿ではM痘(サル痘)の基本的事項を概説し，実臨床で有用な診断ポイントおよび対処法を紹介する．

M痘(サル痘)改め，エムポックス

世界保健機構が2022年11月に疾患名をmonkeypoxからmpoxに変更を決めたので，日本も2023年5月26日よりエムポックスに変更した[2]．本稿でも以降はエムポックスと呼称する．エムポックスはエムポックスウイルスによる急性発疹性疾患で人獣共通感染症である．感染症法上では4類感染症に該当するので，5類感染症となった新

* Takuya MIYAGI, 〒903-0215 沖縄県中頭郡西原町上原207 琉球大学医学部皮膚科学教室，診療講師

型コロナウイルス感染症と異なり，診断後は直ちに届出を行わなければならない．

エムポックスウイルスは 2 本鎖 DNA ウイルスで，オルソポックスウイルス属の 1 つである．オルソポックスウイルス属には，天然痘の原因ウイルスである痘瘡ウイルス，種痘に用いられるワクシニアウイルス，牛痘ウイルスがある．同じオルソポックスウイルス属であるため，エムポックスは天然痘ワクチンで 85% 発症が予防できるとされる[2]．ウイルス粒子はレンガ状の形態で，200～250 nm と大きく，ゲノムも約 200 kbp と大きい．

遺伝子的に 2 系統，クレード 1，2 に分けられ，その差異は約 0.5% である[1]．クレード 1 は初めてエムポックスが確認されたコンゴ共和国がある中央アフリカで多く，クレード 2 は西アフリカで多い．クレード 1 は致死率が 1～12% と比較的高いのに対し，クレード 2 は 0.1% 未満と低い．2022 年よりアウトブレイクしているエムポックスは，新しい B.1 という系統で，2017 年に西アフリカのナイジェリアでアウトブレイクした系統に関連し，クレード 2 に近いためクレード 2b とされる[1]．クレード 2b はナイジェリア流行系統と比べ最大 50 の一塩基多型を有し，特に APOBEC3 に関連した変異が多い．APOBEC3 ファミリーは細胞内に発現するシチジンデアミナーゼで，抗ウイルス免疫に関連している[4]．クレード 2b が世界的流行を生じたのは，これらの変異が原因かもしれない．

エムポックスウイルスは DNA ウイルスなので，RNA ウイルスの新型コロナウイルスと異なり，ウイルス変異を生じるには時間を要する．そのため，現在アフリカ外で主流のクレード 2b より，毒性や感染性が強い系統が発生する可能性は低いと考えられている．

世界の疫学

1970 年にコンゴ共和国で最初のヒトのエムポックスが報告され，同年中に中央，西アフリカで計 59 例の感染例が報告された．天然痘撲滅で天然痘ワクチン接種が 1980 年で終了したため，エムポックスの増加が予想されていた．その予想通り，コンゴ共和国のエムポックスの発生数は，1981～1986 年が 0.72/10,000 人であったのに対し，2006～2007 年は 14.42/10,000 人と 20 倍に増加している[1]．

エムポックスは，2022 年の 1～5 月まではコンゴ共和国やガーナ，コートジボワール，ナイジェリアといった中央・西アフリカの国々のみで，計 1,284 例（うち 58 例が死亡）であった[1]．2022 年 5 月以降は欧米諸国で感染者数が激増し，北米のアメリカ，カナダ，南米のブラジル，ペルー，コロンビア，メキシコ，ヨーロッパのスペイン，フランス，ドイツ，イギリスのすべてで 1,000 例以上報告され[3]，最終的にはこれらの国の症例数が世界のエムポックスの 97.5% を占めるほどの大流行となった[2]．表 1 で示すように，2022 年のアウトブレイクの症例は 97～100% が男性で，HIV 感染症を有する率が 36～67% と高い．加えて，性行為感染症の合併も 16～76% と高く，半分の症例で過去 1 年間の性行為感染症の既往があることからも，2022 年以降のエムポックスは MSM（men who have sex with men）における性行為感染症と言っても過言ではない．アウトブレイク発生初期の患者の多くがスペインのグラン・カナリア島で開催された LGBT ＋のイベント参加者であったことから，当初から MSM の性行為感染症であった可能性がある．アメリカで最も感染者数が多いのは，LGBT ＋のプライド活動で有名なサンフランシスコを有するカリフォルニア州であるのも興味深い[5]．

アフリカ外で流行しているエムポックスはクレード 2 近縁のクレード 2b なので，クレード 2 と同様，致死率は 0.1% 未満とされる．世界保健機構によれば 2022 年 1 月以降，全世界でエムポックスは 87,301 例で，うち死亡例はアフリカの致死率が高いクレード 1 の症例を含めても 130 例で，死亡率は 0.15% と低かった[2]．アフリカのアウトブレイクから，小児，妊婦，コントロール不良の HIV 感染症がエムポックスの重症化する因子であるこ

表 1. エムポックスの疫学：2022 年とアフリカのアウトブレイクの比較

		2022 年の アウトブレイク	アフリカの アウトブレイク
好発年齢		37～44 歳	26～32 歳
潜伏期間		6～7 日	12 日
性 別	男 性	97～100%	53～78%
	女 性	0～3%	22～47%
入院率		1～13%	26%
重症化因子		不明	若年者，妊婦， コントロール不良の HIV 感染症
致死率		<0.1%	クレード 1：1～12% クレード 2：<0.1%
HIV		36～67%	データなし
性行為感染症合併率		16～76%	データなし
直近 1 年間の 性行為感染症の既往		54～55%	データなし

(文献 1 より引用，改変)

とが明らかになっているが，現在主流のエムポックスでは小児や妊婦の感染例が稀であるため，重症化因子も同様であるかは不明である．HIV 感染症の有無は重症化とは無関係とする報告は多いが，CD4 陽性細胞数が $200/\mu L$ 以下の HIV 感染者で重症化や死亡例の報告があるので，コントロール不良の HIV 感染症は重症化因子の可能性がある[1]．前述したように，流行中のクレード 2b のエムポックスウイルスは APOBEC3 に関連した変異が多く，それがヒト-ヒト感染が多い原因の1つである可能性がある．HIV はユビキチン・プロテアソーム系を介して APOBEC3 を阻害するので，エムポックスウイルスが抗ウイルス免疫から逃れる一助となる可能性があり，結果，エムポックス重症化に関与しているかもしれない．

日本の疫学

2022 年 7 月に 1 例目が確認され，2023 年 5 月 2 日までに 129 例が確認されており，当初は海外渡航歴や海外渡航歴のある者との接触歴を有する症例であったが，現在は海外渡航歴がない症例が主体である．全例男性で，性活動が活発な 30～40 歳代が約 7 割を占めている（**表 2**）．HIV 感染者が 64.2%（43/67），性行為感染症の既往が 85.1%（57/67），発症前 21 日間の性的接触が 77.5%（100/129）と世界の疫学と同様の傾向を示している（**表 2**）．本邦では重症および死亡例はない．注目すべきは有症状者の 95.2%（118/124）が皮疹を生じており，発熱（77.4%）より多い点である．3.9%（5/129）が無症状であるが，これらの無症候性キャリアが，新型コロナ感染症のようにヒト-ヒト感染を生じるかは不明である[1]．

感染経路

垂直感染，接触感染，飛沫感染が確認されている．ただし，飛沫感染は 1 m 以内の近距離で一定時間以上，曝露されなければ感染しない．加えて，N95 ではなく通常の不織布マスクでも感染する可能性は低い．つまり，皮膚科の日常診療で飛沫感染する可能性はほとんどない．注意すべきは接触感染である．患者の皮膚病変や使用した寝具などの媒介物の接触で感染する．患者の皮膚病変のほか，肛門，咽頭，血液，尿，精液からエムポックスウイルスが検出されるが，皮膚病変からはほぼ 100% ウイルス DNA が検出されるのに対し，肛門，咽頭は 60～70%，精液は 50%，血液は 20% 程度である．加えて，検出されるウイルス量も皮膚病変はほかの部位と比べ 2 桁程多い．よって，

表 2. 本邦のエムポックスの疫学

		人 数	割合(%)
症例数		129	―
男 性		129	100
年 代	20 歳代以下	26	20.2
	30 歳代	43	33.3
	40 歳代	51	39.5
	50 歳代以上	9	7.0
有症状		124	96.1(124/129)
発 疹		118	95.2(118/124)
発 熱		96	77.4(96/124)
倦怠感		30	24.2(30/124)
リンパ節腫脹		46	37.1(46/124)
無症状		5	3.9(5/129)
HIV 陽性		43	64.2(43/67)
性行為感染症の既往		57	85.1(57/67)
発症前 21 日間の性的接触		100	77.5(100/129)
重症例・死亡例		0	0

（文献 2 より引用，改変）

最も注意すべきは皮膚病変からの接触感染である．ただし，これも通常のスタンダードプリコーションが守られていれば感染しない．

垂直感染や使用した寝具などの媒介物の接触での感染が報告されているが，これらはアフリカでのアウトブレイクであり，2022 年のアウトブレイクで12 人の妊婦が感染したが，垂直感染は生じなかった．寝具などによる感染も同様である．重症化することが多いクレード1では重度のウイルス血症が生じやすいので，垂直感染や飛沫感染が生じる．一方，重症化が稀なクレード2は，重度のウイルス血症を生じることは稀で，ウイルスの増殖は局所でとどまることがほとんどであるので，垂直感染や飛沫感染を生じる可能性は低いと考えられる．つまり，ウイルス飛沫が環境中に付着する可能性は低いので，媒介物から感染する可能性も低い．ただし，アトピー性皮膚炎でクロベタゾールプロピオン酸エステルを外用中の病院従事者のエムポックス感染が報告されているので[6]，患者に直接接触する寝具などのスタンダードプリコーションを徹底する必要がある．

エムポックスは発疹や発熱が生じてからすべての皮疹が痂皮化し，痂皮が消失するまで感染する．そのため皮疹が完全に消失するまではヒトお

よびペットとの接触を避ける必要がある．性的接触についてはすべての皮疹が消失してからも原則8 週間は避けることが推奨されている[2]．無症候性キャリアによる感染は稀と考えられているが，新型コロナと同様，発症前に他者に感染させる可能性も示唆されている[1]．

臨床症状

皮疹は 2〜5 mm 大の紅斑から始まり，丘疹，水疱や膿疱または偽膿疱となる．中央項部が陥凹することが多い．皮疹出現後,7〜14 日で痂皮化し，約 21 日で消失する．

これはアフリカおよび 2022 年のアウトブレイクで共通しているが，それ以外の臨床症状は表3で示すように異なっている点が多い．それは原因ウイルスおよび感染経路の違いが原因だと考えられる．アフリカでのアウトブレイクは，重症化しやすく，致死率が高いクレード1が主であるため，ウイルス血症が生じやすい．そのため発熱の頻度も高く，全身のリンパ節が腫脹する．皮疹も全身に播種し，紅斑，丘疹，水疱と全身の皮疹が同時に段階的に変化する．皮疹の数も多く，分布は全身性である．一方，2022 年のアウトブレイクは，クレード 2b であるため，ウイルス血症は軽度か，

表 3. エムポックスの全身症状と合併症：2022 年と
アフリカのアウトブレイクの比較

	2022 年の アウトブレイク	アフリカの アウトブレイク
発 熱	54〜72%	45〜90%
全身倦怠感または筋肉痛	24〜81%	73〜85%
頭 痛	25〜53%	48〜79%
リンパ節腫脹	限局：55〜87%	限局または全身性： 57〜87%
発疹後の全身症状	38〜52%	15〜66%
合併症	直腸痛：14〜36% 咽頭痛：17〜36% 直腸炎：11〜25% 陰茎水腫：8〜16% 扁桃腺・咽頭潰瘍による嚥下痛： 5〜14% 続発性細菌感染：3〜4% 結膜炎：1%	続発性細菌性皮膚 感染症：19% 気管支肺炎：12% 敗血症：1% 脳炎：0.4% 角膜炎：0.4% 咽後膿瘍：0.4%

（文献 1 より引用，改変）

表 4. エムポックスの皮疹の特徴：2022 年とアフリカの
アウトブレイクの比較

		2022 年の アウトブレイク	アフリカの アウトブレイク
皮疹数	10 以上	22〜36%	100%
	20 以上	12%	46%
	100 以上	0〜4%	20〜42%
分 布		1〜3 か所	3 か所く
皮疹の進行		異なる段階の皮疹が 同時に混在	段階的に進行
性 器		55〜61%	67〜68%
肛門周囲		34〜44%	報告なし
中咽頭		14〜43%	38%
体 幹		25〜57%	80〜93%
四 肢		50〜60%	81〜91%
顔 面		20〜39%	96〜98%
掌 蹠		0〜10%	手掌 28〜55%・ 足底 10〜64%

（文献 1 より引用，改変）

生じないため，発熱の頻度が低く，腫脹するリンパ節は感染部位の所属リンパ節に留まる．皮疹も接触感染した部位のみに生じるので，皮疹の数は少なく，限局し，10〜12%は単発である．結果的に水痘のように，様々な段階の皮疹が混在する．

また，クレード 1 は飛沫感染を生じるため家庭内感染が多いが，これは直接の飛沫感染に加えて，寝具などの媒介物を介した感染も生じるためだと考える．そのため，感染者および汚染された寝具などと接触する，手掌（28〜55%）・足底（10〜64%）や体幹（80〜93%），四肢（81〜91%）にも皮疹を生じやすい．顔面が 96〜98%と多いのは，感染者からの飛沫に直接的に曝露されやすい部位であることが原因と考える（表 4）．

一方，2022 年のアウトブレイクは MSM における性行為感染症の側面が強いので，掌蹠は 0〜10%と少ないが，性器（55〜61%）に加え，アフリカではなかった肛門周囲に皮疹が 34〜44%と多い．飛沫感染は稀であるため顔面は 20〜39%と少なく，そのほとんどが口の周囲に限局している．

合併症に関しても，経呼吸器で感染しやすいアフリカのアウトブレイクでは，気管支肺炎が 12% と多いのに対し，2022 年のアウトブレイクでは直腸痛が 14〜36%，直腸炎が 11〜25% と多く，咽頭痛も 17〜36% と多い．

このように皮疹の性状こそ共通しているが，分布や全身症状，合併症が 2022 年にアウトブレイクしたエムポックスと，古典的なアフリカのそれでは大きく異なっているため，成書や 2022 年までの症例に基づいたレビューなどのみでエムポックスを学ぶと，実際に日本で生じているエムポックスの診断に難渋するかもしれない．

エムポックスを疑うべき症例像と疑った際の対処法

疫学と臨床症状を踏まえて，性活動が活発な 20〜40 歳代の男性の性器や口周囲，肛門周囲にびらんや水疱・膿疱がある場合はエムポックスを疑ったほうがよい．性器，口周囲，肛門周囲の 3 か所すべてに皮疹があれば，エムポックスを前提に問診をすすめる．発熱や頭痛，全身倦怠感などの全身症状や所属リンパ節の腫脹があればより強く疑う．口周囲のみの訴えのみであっても，エムポックスを疑った際は必ず性器，肛門周囲，そして掌蹠を確認する．

皮疹と全身症状からエムポックスを疑ったら，発症 21 日以内のエムポックス患者の接触歴と不特定，または複数の相手との性的接触の有無を確認する．加えて，性的パートナーの性別や HIV 感染症の既往，直近 1 年間の梅毒を含めた性行為感染症の既往を問診できればさらによい．これらの問診を患者の感情を慮り，躊躇う医師がいるが，中途半端な躊躇いや緊張感があると，逆に患者の感情を逆撫でし，虚偽の答えを誘発する．ごく自然に，またはルーチンワークとして問診すると，意外にスムーズに答えてくれることが多い．ただし，MSM であることを一度の問診で答えてくれる患者は少ない印象があるので，決め手になるのは 21 日以内の不特定の相手との性交渉歴の有無

かもしれない．

以上からエムポックスを強く疑った場合は本人にその旨を告げ，保健所に連絡し対応を相談する．エムポックスの確定診断は PCR 法でエムポックスウイルス DNA を検出する必要がある．PCR 検体採取のために総合病院や大学病院の感染症内科に紹介するよう勧められるかもしれない．場合によっては当院のように，皮疹の鑑別と PCR 検体採取依頼で皮膚科を受診するかもしれない．前述したように，皮膚病変からはほぼ 100% ウイルス DNA が検出されるので，診断のための PCR 検体は皮膚から採取する．検体は膿疱・水疱があれば，その内容液と蓋，そしてそれらを除去したあとのびらん部のスワブの計 3 種類を PCR 検体として提出する（図 1）．膿疱・水疱蓋，びらん部のスワブは容易に採取できるが，膿疱・水疱の内容物を採取する際は，1 mL の注射器に 27 G 針をつけ，生理食塩水を 0.1 mL を吸っておく．針を疱膜から挿入して，2〜3 回ポンピングしながら内容液を採取する．生理食塩水を軽くポンピングすることで，粘稠度の高い内容物を採取することができる．その際に疱膜を破らないように注意する．これも皮膚アレルギー試験の皮内試験に慣れていれば容易である．

鑑別すべき疾患は梅毒，水痘，単純ヘルペス感染症，手足口病，伝染性軟属腫，鼠径リンパ肉芽腫症といった感染症と，粘膜に生じた多形紅斑や固定薬疹，水疱症などが鑑別に挙がる．もちろん，天然痘も鑑別疾患の 1 つであるが，現在は根絶されている．

日常診療で遭遇する皮膚感染症である水痘や手足口病，伝染性軟属腫は主に小児で発生することに加え，エムポックスは手足に少なく，口と肛門周囲，性器に皮疹が分布するので，鑑別は容易である．エムポックスは皮疹が限局することも多いので，口周囲に限局した場合，単純ヘルペス感染症との鑑別は難しい．積極的にイムノクロマト法による診断キットを使用し，単純ヘルペス感染症であることを確認したほうがよい．

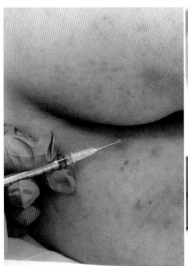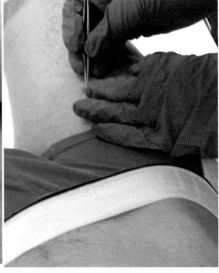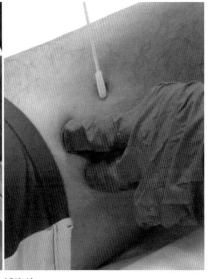

a | b | c

図 1. エムポックス症例の皮膚の PCR 検体の採取法

生理食塩水を 0.1 mL を入れた 1 mL 注射器を膿疱に刺入し，2～3 回ポンピングして内容液を採取(a)．
続いてピンセットで膿疱蓋を採取(b)．膿疱蓋除去後のびらん部よりスワブ検体を採取する(c)．

最も鑑別が難しいのは梅毒である．特に性器粘膜のみにエムポックスが限局している場合は，硬性下疳との鑑別は容易ではない．加えてともに性行為感染症でリンパ節腫脹を生じる点も共通している．近年流行している梅毒は MSM のみならず，男女間での感染も多いので，その点が鑑別に有効であるが，前述したように MSM を一度の問診で聞きだすのは容易ではない．体幹に生じる梅毒の皮疹，ばら疹が出現すれば鑑別は容易になるが，このような 2 期疹は感染後 3 か月頃から生じるので，臨床的には有用ではない．また，本邦の報告はないが，海外ではエムポックスとほかの性感染症の合併もあるので，エムポックスと梅毒の合併もあり得る．鑑別に迷うなら，保健所と患者と相談し，エムポックスと梅毒，両方の検査を検討する．

治 療

本邦で保険適用を有する治療薬はない．現在，EU で承認されているテコビリマットのエムポックスに対する有効性と安全性を検討する特定臨床研究が琉球大学病院を含めた国内 7 施設で行われている．その他，ワクシニア免疫グロブリンの特定臨床研究も行われている．ただし，現在主流のエムポックスは重症化が稀で，ほとんどの症例が自然治癒する．

概ね 21 日で皮疹は消失し治癒する．痂皮が消失するまでは周囲のヒトや動物に感染させる可能性がある．エムポックスは人獣共通感染症なので，ヒトのみならずペットの哺乳類との接触も避ける必要がある．

ワクチンについて

天然痘とエムポックスは抗原交差性があるので，天然痘ワクチンがエムポックスにも有効で，85％予防できるとする報告もある[1]．1974 年生まれまでは接種しているので，2023 年時点で 48 歳以上の日本人は免疫を有している．しかし，本邦で 50 歳代のエムポックス患者も 9 人発生しているので，過信はしないほうがよい．日本で使用していた天然痘の弱毒化生ワクチンの LC16 ワクチンがエムポックスの予防でも認可され，エムポックス患者の接触者に対し既に使用されている．

琉球大学病院のエムポックス対策

皮膚科はエムポックスに関する勉強会を開催し，クリニックレベルでのエムポックスの拾い上げを目的とした啓発活動を行い，感染症科は通院中の HIV・AIDS 患者で皮疹・発熱が生じた際は筆者を含めた皮膚科医と連携し，診察する体制を構築した．これは，沖縄県は人口 10 万人対で HIV

感染症・AIDS 患者数が全国最多になることが多いので，エムポックス症例も多く発生すると考えていたからである[7]．結果的に沖縄県で初めてのエムポックス症例は比較的早期に確定診断しえた．ただし，当初の予想に反して，2023 年 8 月時点で確定診断例は 2 例のみである．

最後に

本邦のエムポックスの発症数は東京が最多の 79 例で，千葉県，埼玉県，神奈川県，茨城県といった近隣の関東圏を加えると，本邦の 79%（102/129）を占める．エムポックスは HIV 感染症者で多いので，HIV 感染症が多い沖縄県や大阪府，愛知県で多く発生すると予想されていたが，大阪府は 8 例，沖縄県は 2 例のみで，愛知県は 5 月 2 日時点では報告がない．予想外の分布となった原因は不明である．そもそも数千〜数万の感染者が生じた欧米と比べ，本邦は 129 例と少ない原因も不明である．あくまで私見だが，欧米諸国と比べ，日本は 2023 年 5 月まで新型コロナ感染症に厳重な対応を続けたことが要因の 1 つではないかと考えている．

2022 年 5 月以降のエムポックスの世界的なアウトブレイクは，世界保健機構から「国際的に懸念される公衆衛生上の緊急事態（Public Health Emergency of International Concern：PHEIC）」とされたが，2023 年 5 月に報告数が減少しているため PHEIC の終了が宣言された．発症数減少の原因として，ワクチン接種や高リスクグループの行動変容や免疫形成など，複数の要因が指摘されている．

本邦では 2023 年 5 月から新型コロナ感染症が 5 類感染症になり，2023 年 9 月時点で新型コロナ感染症と季節性インフルエンザが同時流行する程，人流が活発化しているので，欧米諸国に遅れてアウトブレイクが生じる可能性もある．個人的には，欧米諸国と同様に，本邦のエムポックス患者数も減少，収束し，本稿の内容が臨床的には無駄になることを願う．

参考文献

1) Mitjà O, et al：Monkeypox. *Lancet*, **401**（10370）：60-74, 2023.
2) NIID 国立感染症研究所：複数国で報告されているエムポックスについて（第 5 報）. https://www.niid.go.jp/niid/ja/monkeypox-m/2596-cepr/12016-mpox-ra-0509.html
3) Escudero-Tornero R, et al：Monkeypox Infection. *JAMA Dermatol*, **158**(10)：1203, 2022.
4) 岩谷靖雅：宿主防御因子 APOBEC3 ファミリーと抗レトロウイルス機序．ウイルス，**61**(1)：67-72，2011.
5) CDC ホームページ https://www.cdc.gov/poxvirus/monkeypox/response/2022/us-map.html
6) Joyce X, et al：Eczema monkeypoxicum：Report of monkeypox transmission in a patient with atopic dermatitis. *JAAD Case Rep*, **29**：95-99, 2022.
7) 宮城拓也ほか：沖縄県における HIV 感染症　HIV 感染症/AIDS 患者 166 例の検討皮膚病診療，**35**(7)：697-704，2013.

MB Derma, 342：57-64, 2023.

◆特集／いまさら聞けない！ウイルス感染症診療マニュアル
ダニ媒介性感染症診療のポイント

夏秋 優*

Key words：マダニ刺症(tick bites)，重症熱性血小板減少症候群(severe fever with thrombocytopenia syndrome)，日本紅斑熱(Japanese spotted fever)，つつが虫病(Tsutsugamushi disease)，忌避剤(repellent)

Abstract 本邦における主なダニ媒介性感染症としてウイルス感染症の重症熱性血小板減少症候群(SFTS)とリケッチア感染症の日本紅斑熱，つつが虫病が特に重要である．SFTSでは高熱，腹痛，下痢，嘔吐，白血球減少，血小板減少などがみられるが皮疹はみられず，CRPは上昇しない．診断は行政検査で，血液や尿を検体とし，病原体遺伝子の検出を行う．日本紅斑熱，つつが虫病では高熱，発疹，刺し口が特徴で，CRPが高値となる点で臨床的にSFTSと鑑別できる．診断は行政検査で刺し口の痂皮や全血，血清を検体とし，病原体遺伝子の検出，あるいは血清特異抗体価の上昇を確認する．適切な治療のためには早期診断が重要である．ダニ類の病原体保有率は低く，感染症を過剰に心配する必要はないが，マダニ刺症を診療した場合は早期に虫体を除去する．予防的抗菌薬の処方は推奨されない．予防対策として野外活動時に肌を露出しない服装，忌避剤の適切な使用を行う．

はじめに

マダニやツツガムシなどのダニ類は種々の感染症を媒介する．本邦における主なダニ媒介性感染症を**表1**に示す．これらは，感染症の予防及び感染症の患者に対する医療に関する法律(感染症法)で四類感染症に指定されている．実際にはアナプラスマによるヒト顆粒球アナプラスマ症，バベシア原虫によるバベシア症なども知られるが，きわめて稀であることから**表1**から除外した．また，近年ではオズウイルスやエゾウイルスなど新規のウイルスがマダニから検出され，その感染症も問題になりつつあるので，今後の情報に注目する必要がある．

表2に本邦における2013～2022年の10年間の重症熱性血小板減少症候群(severe fever with thrombocytopenia syndrome：SFTS)，ダニ媒介性脳炎，つつが虫病，日本紅斑熱，ライム病の患者数を示す[1]．SFTSとダニ媒介性脳炎はウイルス感染症であり，つつが虫病と日本紅斑熱はリケッチア感染症，ライム病はボレリア感染症であるが，本稿ではSFTSとダニ媒介性脳炎および，SFTSとの鑑別が必要な感染症として日本紅斑熱とつつが虫病について診断のポイントを述べるとともに，マダニ対策についても概説する．

感染症を媒介するダニ

1．マダニ類

マダニは一時寄生性のダニ類で，日本では46種類が命名済みになっている[2]．山野や河川敷などの自然環境に生息し，林内や林縁部の下草やササ藪，草地などの葉先で待機して，宿主となる動物やヒトに遭遇すると素早くその体表面や衣服に付着する．そして吸血部位を探すために徘徊したあと，口器(顎体部)を刺入して吸血を開始する．マ

* Masaru NATSUAKI，〒663-8501 西宮市武庫川町1-1 兵庫医科大学医学部皮膚科学講座，教授

表 1. 本邦における主なダニ媒介性感染症

病原体		疾患名	媒介ダニ
ウイルス	フラビウイルス	ダニ媒介性脳炎	マダニ
	ブニヤウイルス	重症熱性血小板減少症候群	マダニ
リケッチア	リケッチア	日本紅斑熱	マダニ
	オリエンチア	つつが虫病	ツツガムシ
スピロヘータ	ボレリア	ライム病	マダニ
		新興回帰熱	マダニ
細 菌	フランシセラ	野兎病	マダニ

表 2. 本邦の主なダニ媒介性感染症の患者数(2013〜2022年)

疾　患	2013年	2014年	2015年	2016年	2017年	2018年	2019年	2020年	2021年	2022年
重症熱性血小板減少症候群	48	61	60	60	90	77	102	78	109	118
ダニ媒介性脳炎	0	0	0	1	2	1	0	0	0	0
つつが虫病	344	320	423	505	447	455	398	511	534	481
日本紅斑熱	175	241	215	277	337	303	318	420	486	460
ライム病	20	17	9	8	19	13	17	26	23	14

(国立感染症研究所 HP：感染症発生動向調査より検索，引用)

ダニは幼虫，若虫，成虫のすべてのステージで吸血するが，幼虫で約3日間，若虫で5〜7日間，成虫では7〜14日間，口器を皮膚に刺入したまま吸血を続け，飽血すると脱落する．未吸血時の体長は種類によって異なるが，幼虫で約1 mm，若虫で約2 mm，成虫は2〜8 mmで，吸血すると腹部が膨大する．大型種では飽血すると10〜20 mmの大きさに達することもある．

マダニ刺症の原因マダニ種として，北海道や本州中部山岳ではシュルツェマダニ，北日本〜東日本ではヤマトマダニ，東日本〜西日本ではタカサゴキララマダニやフタトゲチマダニが多く(図1)，タネガタマダニ，カモシカマダニ，ヒトツトゲマダニ，ヤマアラシチマダニ，キチマダニなども原因種となる[3]．これらのマダニの体内にウイルスやリケッチア，ボレリアなどを保有していた場合に感染症を媒介するが，通常，病原体保有率は低い．

2．ツツガムシ類

ツツガムシ類は日本で130種類以上が知られる[2]．若虫や成虫は皮膚に吸着することはなく，幼虫期にのみ，主に温血動物(種により変温動物)に吸着して組織液を吸う．本邦でヒトに吸着する

ツツガムシとしてアカツツガムシ，タテツツガムシ，フトゲツツガムシ，アラトツツガムシ，ナンヨウツツガムシなどが知られる[2]．これらのうち主にアカツツガムシ，フトゲツツガムシ，タテツツガムシ(図2)がつつが虫病の病原体リケッチアを保有していた場合につつが虫病の感染が成立するが，その病原体保有率はきわめて低い．

幼虫の体長は0.3 mm前後で，吸着後は2〜3日で脱落するので，刺されていることに気付かないことが多いが，アカツツガムシの場合は吸着部位に違和感やチクチクした疼痛を感じる．リケッチアを保有しないツツガムシ幼虫に刺された場合は，2〜3日後に痒みを伴う皮疹が出現する場合がある[4]．

マダニ刺症の特徴とマダニ刺症への対応

1．マダニ刺症の特徴

農作業や野外レジャーの際に皮膚や衣類に付着したマダニが皮膚に吸着することでマダニ刺症を生じる．近年はシカやイノシシなどのほか，アライグマなどの野生動物の増加に伴って，山間部だけでなく都市近郊の公園などでもマダニが生息することがある．マダニ刺症は4〜10月にみられる

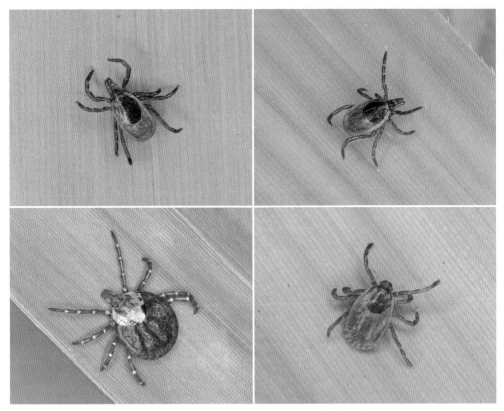

図 1. マダニ刺症の主な原因マダニ(雌成虫)

a : シュルツェマダニ　　　　b : ヤマトマダニ
c : タカサゴキララマダニ　　d : フタトゲチマダニ

ことが多いが,マダニの活動が活発になる5〜7月に特に被害が多い.しかし西南日本では少ないながら晩秋〜早春でも刺されることがある.

　シュルツェマダニやヤマトマダニは雌成虫による被害がほとんどであるが,タカサゴキララマダニは若虫刺症が多い.フタトゲチマダニ刺症は成虫,若虫のいずれもある.マダニの幼虫は多数個体がクラスターを形成して葉上で待機しているため,刺された場合は多発刺症となることが多い.一般に吸着部位は衣類に覆われた被覆部が多いが小児では頭部への吸着が多く,タカサゴキララマダニでは下半身に多い[5].

2.マダニ刺症への対応

　マダニの吸着を受けた場合(図3)は,先の尖ったピンセットなどでマダニの口器部分を鋏んで引き抜くことで,うまく除去できることが多い.マダニ除去用器具を用いる方法も試す価値がある.ただし,口器が深く食い込んでいる場合には,除

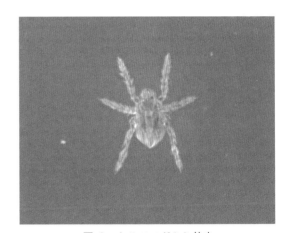

図 2. タテツツガムシ幼虫

去しても口器がちぎれて皮膚内に残る場合があるので,局所麻酔をして皮膚ごと切除するのが最も確実である.除去されたマダニの口器をダーモスコピーや実体顕微鏡などで確認すれば,口器の残存の有無がわかる.また,マダニ媒介性感染症のリスクを考える場合,マダニ種を同定することが望ましい.マダニの専門家に依頼すれば同定可能

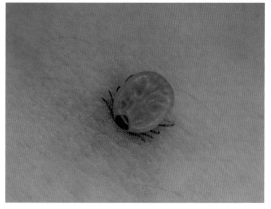

図 3. 吸着中のタカサゴキララマダニ若虫

である.

　マダニの種類や地域によっては感染症を媒介する場合があるが，一般に，マダニの病原体保有率はきわめて低く，感染症を過剰に心配する必要はない．念のため，マダニ刺症を診察した場合，1〜2週間程度は急な発熱や腹痛，下痢，発疹の出現などに注意するべきである．なお，マダニ刺症に対して，予防的にミノサイクリンなどの抗菌薬が処方される事例が多いが，無駄な投与になるばかりか，薬剤性好酸球性肺炎など，副作用のリスクもあり[6]，推奨されない．また，タカサゴキララマダニ刺症に伴って，直径5 cmを越える大きな紅斑を生じる場合があり，tick-associated rash illness（TARI）と呼ばれる[7]．TARIは感染症ではなく，マダニ唾液腺物質によるアレルギー反応と考えられる[8]．以上を踏まえたマダニ刺症への対応についての詳細は筆者の既報[9]を参照して頂きたい.

ウイルス感染症

1．重症熱性血小板減少症候群（SFTS）

a）概要，疫学など

　SFTSは2009年に中国で発見されたマダニ媒介性感染症で，病原体は2011年に特定されたブニヤウイルス科フレボウイルス属の新規ウイルス（SFTSV）である．2018年の新規分類ではフェニュイウイルス科バンヤンウイルス属のフアイヤンシャン・バンヤンウイルス（*Huaiyangshan banyangvirus*）に科名，属名，ウイルス名が変更され

たが，通称として従来通りSFTSVが用いられている.

　日本では2013年1月に初めて患者が確認され，同年3月に四類感染症に指定された．日本国内では主に近畿・北陸地方以西で患者が発症しているが，近年は静岡や千葉でも報告されている．発症時期としてはマダニの活動が活発になる4〜10月に多い.

　これまでの調査ではフタトゲチマダニ，タカサゴキララマダニなど複数のマダニ種がSFTSVの遺伝子を保有するとされている[10]が，その保有率はきわめて低く，実際の感染リスクは非常に低い．患者発生地は限局的で野生動物が出没するような山間部であることが多いが，徐々に感染地が拡大しているので注意を要する.

b）臨床症状，検査所見

　潜伏期は6〜14日間で，38℃以上の高熱とともに腹痛，嘔吐，下痢などの胃腸症状，頭痛，筋肉痛などが出現する．検査所見としては著明な血小板減少および白血球減少，肝機能障害などを生じる[11]．SFTSでは皮膚に吸着したマダニが確認されない症例が多く，刺し口の皮疹も明確ではないことが多い．またSFTSでは皮疹が出現するわけではないが，臨床的には日本紅斑熱なども含めた急性熱性感染症との鑑別が問題になる[12]．一般的には日本紅斑熱ではCRPが高値を示すが，SFTSでは低値あるいは陰性を示すことが鑑別ポイントの1つとなる[13]．症例によっては意識障害，出血症状や血球貪食症候群が急速に進み，特に高齢者では重症化して多臓器不全に陥ることが多い[10]．

c）診　断

　確定診断には血液からのPCRによるウイルス遺伝子の検出が必要で，健康保険が適用されないのでSFTSが疑われた場合は迅速に最寄り保健所に行政検査を依頼する必要がある．検体としては全血および尿を準備する．ただし，マダニ刺症だけで発熱や消化器症状がない場合や臨床検査所見に異常がない場合など，SFTSの可能性が低い症例では保健所が行政検査を実施しない（税金の無

駄遣いになる)ので，SFTS の症例定義[14]を参照し，症例を適切に選択して依頼するべきである．

d）治療，予後，対策など

これまで，SFTS に有効な治療法はなく，全身管理のできる医療機関で対症療法を行うしかなかった[14]が，2023 年に抗ウイルス薬であるファビピラビルが「希少疾病用医薬品」に指定されたので，今後は早期診断により効果を発揮するものと期待される．

主に西日本におけるマダニ刺症を診療した場合，特に過去に SFTS 症例がでている地域では，その感染リスクを考慮する必要があるが，実質的な感染は稀なので過剰な心配は不要である．吸着から約 2 週間は高熱や嘔吐，腹痛，下痢などの消化器症状の出現に注意し，万が一これらの症状が現れた場合は対応可能な医療機関に迅速に紹介する必要がある．また，ネコなどの動物を介して感染した事例もあり，マダニ以外に動物からのヒト感染についても調査を進める必要がある[15]．特に獣医師は弱った動物の扱いに注意を要する．

SFTS は死亡率が高く(25〜30％)，特に高齢者では重症化しやすい[14]．また，患者の血液や体液からの感染も起こり得る．まずは感染を防ぐことが重要であり，マダニに刺されないよう，野外活動時の服装や忌避剤の適切な使用など，十分な予防対策を行う必要がある．

2．ダニ媒介性脳炎(tick-borne encephalitis：TBE)

a）概要，疫学など

TBE は皮膚科医が診療する機会はほとんどないが，本稿ではマダニ刺症に関連したウイルス感染症として紹介する．本症はユーラシア大陸に広くみられるフラビウイルス感染症であり，ロシア春夏脳炎(極東型 TBE)，中央ヨーロッパ TBE などが知られているが，本邦には存在しないと考えられていた．しかし1993年に北海道南部で第1例が発生し，重篤な神経障害が残った．その後 2016 年に北海道で 2 例目が発生し，死亡した[16)17)]．そして 2017 年に 2 例，2018 年に 1 例が北海道で発生しており，2016 年以降で計 4 例となっている．TBE は主にマダニ属のマダニ(ヤマトマダニ，シュルツェマダニなど)が媒介するとされるが，国内での実態はまだ明らかではない．

b）臨床症状，診断など

7〜14 日の潜伏期を経て頭痛，発熱，悪心・嘔吐，精神錯乱，昏睡，痙攣，麻痺などの脳炎症状が出現する．ただし，TBE ウイルスに感染しても不顕性に経過する例も多く(発症率：5〜30％)，潜在的な感染例は少なくないと思われる．また，類似した症状をきたすほかのダニ媒介性感染症や日本脳炎，ヘルペス脳炎などほかの脳炎を除外する必要がある．

診断には血液，髄液から病原体遺伝子の検出，あるいは血清特異抗体の検出が必要で，行政検査として最寄りの保健所を通じて国立感染症研究所に依頼する．

c）治療，予後など

現在のところ TBE の特異的治療法はない．致死率は数％〜数十％で，脳炎から回復しても知覚障害や運動障害などの後遺症が残ることが多い[17]．国内での症例数は少ないが，特に北海道でのマダニ刺症ではライム病とともに常に念頭に置くべき疾患である．

なお，海外では予防のためのワクチンが製造されているが，日本では承認されていない．

リケッチア感染症

本稿ではSFTSとの鑑別の意味で日本紅斑熱とつつが虫病について簡単に紹介する．

1．日本紅斑熱(Japanese spotted fever：JSF)

a）概　要

JSF の病原体リケッチアは *Rickettsia japonica*(Rj)で，それを保有するマダニの吸着によって感染する．1984 年に徳島県で馬原らによって報告されて以来，患者数が増加しており[18]，近年では年間 400 例以上が報告されている．本症の媒介マダニはヤマアラシチマダニ，ベルルスカクマダニ

図 4. 日本紅斑熱でみられる紅斑

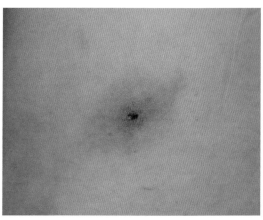

図 5. 日本紅斑熱でみられる刺し口の皮疹

（旧名：タイワンカクマダニ），ツノチマダニ，フタトゲチマダニなどと考えられ[2]，4～11月，特に夏から秋にかけて，主に関東以西の西日本を中心に患者が発生する．

潜伏期は2～8日で39～40℃の高熱が出現し，全身倦怠感，頭痛，関節痛，筋肉痛などを伴う．表在リンパ節腫脹はあまり目立たない．体幹，四肢には自覚症状のない直径5 mm前後の境界不鮮明な淡い紅斑ないし丘疹が播種状に認められる（図4）．発疹は体幹よりも四肢に多い傾向があり，手掌や足底に認められることもある．

マダニ吸着部には直径5 mm程度の痂皮を伴う紅色丘疹ないし紅斑がみられ（図5），「刺し口」と呼ばれる．JSFの刺し口の皮疹は体幹，四肢の被覆部に認められることが多いが，腋窩，鼠径部，陰部やときには被髪頭部にみられる場合がある．この刺し口の皮疹部にはマダニ虫体を認めないことから，主な媒介者は吸着後2～3日で脱落する幼虫であろうと推察される[3]．

b）検査所見と診断

白血球数はほぼ正常のことが多く，増減は一定しない．分画では好酸球が消失する．血小板は減少することが多く，重症例では播種性血管内凝固症候群（disseminated intravascular coagulation：DIC）を生じる．肝酵素の上昇，CRP高値，低Na血症，尿蛋白・尿潜血陽性などを認める．

診断のためには刺し口の痂皮や皮膚組織，あるいは全血を用いたPCR法でRj特異的遺伝子を検出する方法と，血清中の特異抗体の上昇を確認する方法がある．検査は保険適用がなく，行政検査として実施されるので，最寄りの保健所に連絡して検査材料を提出すれば，地方衛生研究所などで検査が実施される．

c）治療と予後

第1選択薬はテトラサイクリン系抗菌薬であり，ミノサイクリンあるいはドキシサイクリンを用いる．通常，1日200 mgを点滴ないし経口で7～14日間投与する．確定診断を待たずにまずは臨床判断で治療を開始する必要がある．重症例ではテトラサイクリン系とニューキノロン系抗菌薬を併用する[4]．しかし治療が遅れた場合には予後不良となり，死亡率は約3％とされている[19]．

2．つつが虫病（Tsutsugamushi disease：TD）

a）概　要

TDはその病原体リケッチアである*Orientia tsutsugamushi*（Ot）を保有するツツガムシに吸着されることで感染する．患者の発生は全国各地で報告されているが，実際の感染地は北海道を除く全国に分布しており，特に鹿児島，宮崎，広島，千葉，福島，群馬などで多い．

TDの潜伏期は5～14日で，39～40℃の高熱，全身倦怠感，食欲不振，頭痛，筋肉痛，関節痛などが出現し，下痢や嘔吐を伴うこともある．全身の表在リンパ節腫脹もみられる．

発疹は発熱後2日～数日で出現する．直径5 mm

前後の境界不鮮明な淡い紅斑が全身に播種状に分布し，体幹や上腕，大腿に多い傾向がある．自覚症状は伴わない．Otを保有したツツガムシが吸着した部位には特徴的な「刺し口(eschar)」の皮疹を生じる．これはJSFの刺し口より大きく，明瞭な黒色痂皮を呈することが多い．自覚症状はなく，ツツガムシ虫体は既に脱落しているのでみられない．また，約半数の症例で刺し口の所属リンパ節が有痛性に腫脹する．

b）検査所見と診断

白血球数はほぼ正常で，分画では好酸球が消失し，異型リンパ球が出現する．血小板減少をきたすことがあり，重症例ではDICを生じる．その他，肝酵素の上昇，CRP上昇，低Na血症，尿蛋白・尿潜血陽性などを認めるが，血小板減少，CRP高値，CK上昇，腎機能障害などはTDと比較してJSFでより顕著に認められる傾向がある[20]．

診断確定の方法はJSFと同様であり，刺し口の痂皮を採取してPCR法による迅速診断を行う．ペア血清が得られた場合は特異抗体価の上昇を確認する．検査は行政検査となるので，最寄りの保健所に依頼する．臨床的にはJSFとTDの鑑別が困難な症例も少なくないため，提出された検査材料でTDとJSFの検査が同時に実施されることが多い．

c）治療と予後

第1選択薬はテトラサイクリン系抗菌薬である．テトラサイクリンが使えない症例では代替薬としてアジスロマイシンあるいはクロラムフェニコールが用いられる．βラクタム系抗菌薬やアミノ配糖体，ニューキノロン系抗菌薬は無効である[4]．

ダニ媒介性感染症の予防

ダニ媒介性感染症を予防するには，媒介者であるマダニやツツガムシによる吸着を避けることが重要である．特にそれぞれの感染症が発生している地域では注意が必要である．マダニに吸着されても病原体保有率は低いが，早めに除去することで感染リスクを低下させることができる．前述し

たように，マダニ刺症において予防的な抗菌薬投与は，副作用も懸念されるので原則として推奨されないが，北海道などのライム病多発地域でのシュルツェマダニ刺症では抗菌薬の投与が望ましいとされる[21]．

マダニやツツガムシの吸着を予防するためには，野外活動の際に肌の露出を避けること，ディートやイカリジンなどの忌避剤を適切に活用することが望ましい．なお，ディートに関しては小児での使用が制限されているが，イカリジンには年齢や使用回数の制限はない．

おわりに

コロナ禍の影響で野外レジャーが以前にも増して注目されるようになり，その結果として野外活動後にマダニ刺症を生じて受診される例が増えているようである．また，SFTSやJSFの症例も増加傾向であり，野外活動後の発熱には特に注意を払わねばならない．しかし，最近では発熱があれば新型コロナウイルス感染症やインフルエンザをまず疑い，発熱外来でのチェックが必要になっている．そのため，ダニ媒介性感染症の初期対応が遅れることが懸念される．

本稿では誌面の関係でライム病を紹介できなかったが，マダニ刺症の最前線を担う皮膚科医として，ライム病でみられる遊走性紅斑とタカサゴキララマダニ刺症でみられるTARIを鑑別することも重要である．これらについては拙著[4)9)]を参照して頂ければ幸いである．

文　献

1) 夏秋　優：マダニが媒介する感染症．Dr. 夏秋の臨床図鑑 虫と皮膚炎 改訂第2版．Gakken, pp.154-155, 2023.
2) 髙田伸弘(編著)ほか：医ダニ学図鑑-見える分類と疫学-．北隆館，2019.
3) Natsuaki M.：Tick bites in Japan. *J Dermatol,* **48**：423-430, 2021
4) 夏秋　優：ダニ媒介性感染症．日皮会誌，**129**：

2493-2501, 2019.

5) Inoue Y, et al：Epidemiological survey of tick bites occurring in Hyogo Prefecture from 2014 through 2018. *Med Entomol Zool*, **71**：31-38, 2020.

6) 井上裕香子ほか：マダニ刺症に対して処方されたミノサイクリンによる好酸球性肺炎. 皮膚病診療, **37**：545-548, 2015.

7) 夏秋　優ほか：タカサゴキララマダニ刺症に伴う遊走性紅斑：Tick-associated rash illness（TARI）. *Med Entomol Zool*, **64**：47-49, 2013.

8) Natsuaki M, et al：Case of tick-associated rash illness caused by *Amblyomma testudinarium*. *J Dermatol*, **41**：834-836, 2014.

9) 夏秋　優：マダニ刺症への対応に関する提言. *J Visual Dermatol*, **17**：1064-1070, 2018.

10) 森川　茂：重症熱性血小板減少症候群（SFTS）. *Prog Med*, **35**：1907-1911, 2015.

11) 岸本寿男ほか：最近のダニ媒介性疾患-マダニ媒介のSFTS（重症熱性血小板減少症候群）. 日内会誌, **102**：2846-2853, 2013.

12) 齋藤華奈実ほか：重症熱性血小板減少症候群（SFTS）との鑑別を要した重症日本紅斑熱の1例. 西日皮膚, **78**：156-160, 2016.

13) 田居克規ほか：リケッチア感染症の診断と治療-つつが虫病と日本紅斑熱を中心に-. 日本化学療法学会雑誌, **66**：704-714, 2018.

14) 加藤康幸（研究代表者）：重症熱性血小板減少症候群（SFTS）診療の手引き. https://dcc.ncgm.go.jp/prevention/resource/2019SFTS.pdf

15) 佐藤　梢ほか：ダニ媒介性感染症-国内に常在する感染症を主に-. *Med Entomol Zool*, **70**：3-14, 2019.

16) 高島郁夫：【夏前に知りたい！ 夏の生き物による疾患の perfect cure】ダニ媒介性感染症, *MB Derma*, **270**：47-53, 2018.

17) 小林進太郎ほか：ダニ媒介性脳炎 小児科臨床, **70**(増)：2251-2255, 2017.

18) 馬原文彦：日本紅斑熱 日本紅斑熱の現況とダニ媒介性疾患の初期対応. 生体の科学, **66**：313-317, 2015.

19) Sakabe S, et al：The clinical course of 239 cases of Japanese spotted fever in Ise Red Cross Hospital, 2006-2019. *J Infec Chemoth*, **28**：211-216, 2022.

20) Sando E, et al：Distinguishing Japanese spotted fever and scrub typhus, central Japan, 2004-2015. *Emerg Infect Dis*, **24**：1633-1641, 2018.

21) 橋本喜夫ほか：北海道のマダニ刺咬症-ライム病発症との関連-. 日皮会誌, **112**：1467-1473, 2002.

MB Derma, 342：65-73，2023.

◆特集／いまさら聞けない！ウイルス感染症診療マニュアル

ウイルス性疣贅，皮膚悪性腫瘍からの HPV 検出
—HPV タイピングによるウイルス学的診断—

清水　晶*

Key words：ヒト乳頭腫ウイルス（human papillomavirus：HPV），ウイルス性疣贅（viral warts），PCR，RNA *in situ* hybridization，免疫染色（immunohistochemistry）

Abstract　皮膚疾患の臨床検体から HPV を検出するのは意外と難しい．HPV のタイピングは HPV DNA の塩基配列によるため，基本的に PCR が用いられるが，HPV タイプは 200 種類以上報告され，すべてを同じ PCR プライマーで検出することはできない．ヘルペスウイルスはイムノクロマト法で簡便に検査できるようになったが HPV に関しては未だに研究室レベルである．検出方法は PCR 以外にも様々あるが，当科で実際に行い，良好な結果を得ている方法を提示する．さらに，最近明らかになった HPV 関連皮膚疾患，RNA *in situ* ハイブリダイゼーションなどの新しい方法も紹介する．最後に，HPV 検出の問題点や今後の検討課題を考えてみたい．HPV タイピングは，これまでの臨床および病理診断を補う「ウイルス学的診断」となり，非侵襲的なサンプル採取によるタイピングは臨床的に意義があると思う．やや専門家向けの内容となったが，HPV 検出の現場で感じることをリアルにお伝えしたい．

初めに

初めに HPV の構造やライフサイクルなどの基本事項を整理する．次いで様々な HPV 検査について提示し，臨床応用について述べる．最近の話題，HPV 検査のこれからについても紹介したい．当科では日常業務として HPV 解析が行われており，日々の検査で感じることをお伝えする．

HPV の構造とライフサイクル

HPV 粒子は直径約 55 nm で，エンベロープを持たず正 20 面体の球状を呈する．HPV DNA は約 8,000 塩基対の環状 2 本鎖 DNA からなり，ウイルス遺伝子が 2 本鎖 DNA の 1 本鎖上にコードされている．Open reading frame（ORF）にはウイルス感染初期に発現する初期遺伝子 E1，E2，E4，E5，E6，E7 と後期に発現する遺伝子 L1，L2 が

*　Akira SHIMIZU，〒920-0293 石川県河北郡内灘町大学 1-1　金沢医科大学医学部皮膚科学講座，教授

存在する．さらに L1 の 3′ 末端側から E6 の 5′ 末端側にかけて遺伝子発現調節領域（long control region：LCR）が存在する（**図 1**）．

L1，L2 はウイルス粒子を構成する capsid 蛋白をコードし，E1 は DNA の複製に関与し，E2 は E1 遺伝子とともに DNA 複製蛋白質として機能する．E4 はケラチンの安定性を破壊し，ウイルス粒子の成熟に関与する．E5 は感染細胞の免疫を回避する働きがある（疣贅状表皮発育異常症の病態と関係する）．特にハイリスク HPV がコードする E6，E7 は感染細胞を形質転換させる遺伝子であり，それぞれ癌抑制遺伝子 p53，pRB と結合し不活化する．

HPV には多くのタイプが存在し，現在では 200 種類以上が登録されている．HPV は，L1 領域の塩基配列を既知の HPV 遺伝子と比較して相同性が 90% を超える場合は，既知あるいは亜型の HPV 遺伝子であり，90% 未満の場合には新しい遺伝子型と判定される．HPV は臓器または部位親和性により粘膜型と皮膚型に大別される．また，

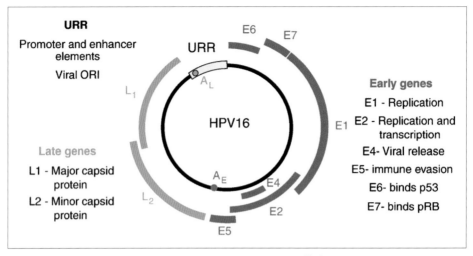

図 1. HPV16 型 DNA のゲノム構造
（Stanley M：Pathology and epidemiology of HPV infection in females. *Gynecologic oncology*, **117**：S5-S10, 2010. より）

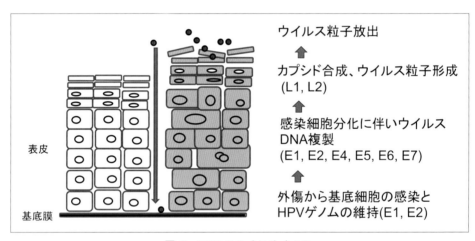

図 2. HPV のライフサイクル

発癌に関与するか否かにより，ハイリスク型，ローリスク型に分類される.

　HPV は，微小な傷より基底細胞に感染する. 感染後エピゾーム（環状 DNA）の状態として維持され，表皮細胞の分化に伴ってウイルスゲノムは複製増幅され，初期遺伝子（E1, 2, 4, 5, 6, 7），後期遺伝子（L1, 2）が形成され表皮細胞内でウイルス粒子が形成されるようになる（**図2**）. ウイルス性疣贅の顆粒層には組織学的細胞変性効果（cytopathic effect：CPE）が明確になり，封入体を有する細胞がみられることがある. やがて成熟したウイルス粒子は表皮細胞とともに脱落する. HPV16 型などのハイリスク型 HPV ではウイルス

DNA が宿主 DNA に組み込まれ（インテグレーション），E6, E7 の発現が制御されず癌化につながる. インテグレーションされた HPV DNA は不完全であり，HPV 粒子形成はみられなくなる.

HPV タイプと皮膚疾患

　HPV 関連の皮膚疾患と検出される HPV タイプについて紹介する. 疾患と HPV タイプは相関しており，特に病理像は HPV 検出 PCR プライマーを選択する際に参考になる. つまり悪性腫瘍では粘膜型ハイリスク，尋常性疣贅では皮膚型に対応した PCR プライマーから使用すると効率がよい.

　皮膚に感染する HPV のタイプは，皮膚型（1,

2，3，4，7，10，27，57，60，65 など），疣贅状表皮発育異常症型（EV 型）（5，8，20 など），粘膜型ハイリスク（16，18 など），粘膜型ローリスク（6，11 など）に分類される．通常の疣贅は皮膚型，Bowen 病や有棘細胞癌で検出されるタイプは粘膜型ハイリスクが多い．EV 型は疣贅状表皮発育異常症やエイズなどの免疫不全を有する特殊な病態で病変を形成し検出される．HPV が関与する代表的な皮膚疾患を解説する．

1．尋常性疣贅

尋常性疣贅は主として手足に生じる角化性結節で，HPV2a/27/57 型などの感染で生じる．特に足底では敷石状のモザイク疣贅となることもあり，難治例が多い．顔面で外方性に増殖するものは糸状疣贅と呼ばれる．病理組織学的には角層肥厚，乳頭腫症があり，表皮顆粒層では細胞質が空胞状で粗大なケラトヒアリン顆粒を伴う．

筆者の経験では，手指の疣贅は HPV2a 型，足底では HPV27/57 型を検出するケースが多い．筆者の経験では糸状疣贅で HPV を検出できたことはない（病理診断なし，表面擦過削り検体で施行）[1]．珍しい例では，HPV7 型感染により生じる Butcher's warts がある．食肉業者，鮮魚業者の手に浸軟し多発する疣贅がみられる．疣贅として多数例検討した報告ではほとんどみられないが，食肉業者を対象とした研究では 3 割程度検出される[2]．HPV7 型が系統的に粘膜型に近く浸軟した環境に適している可能性も考えられる．いわゆる「職業性のイボ」とも考えられるため，このような症例では HPV タイピングが有効である．爪周囲の疣贅については，稀ではあるが Bowen 病との鑑別が必要なケースがある．当科でも疣贅と診断され液体窒素加療を受けていたが，生検の結果 Bowen 病と診断した例を経験している．この症例では HPV58 型（粘膜型ハイリスク）が検出された[3]．このように尋常性疣贅でも多様性があり，非典型的な例では病理診断と HPV タイピングを組み合わせて診断するとよい．HPV タイピングは足底疣贅と鶏眼，胼胝の鑑別にも有用である

が，これについては後述する．

2．ミルメシア

ミルメシアは小児の足底などに生じる．HPV 1a 型感染により生じ，疼痛を伴うことがある．病理組織学的には表皮肥厚があり，表皮突起が内方向に向かう．特徴的な好酸性細胞質内封入体がみられる．封入体は明瞭に観察されるが，水いぼと診断されていた例もあった．HPV 1 型は市販されている抗 HPV 抗体（K1H8）作製時の immunogen であり，本抗体を用いた免疫染色でクリアに染色される．

3．扁平疣贅

扁平疣贅は主として通常 HPV 3 型の感染で生じ，顔面，手背，前腕に多い．扁平に隆起した正常皮膚色から褐色の結節であり，融合傾向を呈する．掻破による自家接種により線状に配列することも多い．ときに免疫抑制状態などでは広範囲な皮疹を生じることもある．このようなケースでは生検による確認が望ましい．

4．掌蹠足底表皮様嚢腫

HPV57 関連も報告されているが，筆者が経験した症例はすべて HPV60 型関連である．空胞が角質のなかに多数あり嚢腫壁に特徴的な好酸性の封入体がみられるので，慣れてくるとこの病理像のみで HPV60 型とわかる．若年者に多く，スポーツ歴のある症例を経験する．被覆表皮に病変がみられるが，筆者はまだ経験していない．江川清文先生の著書[4]でも詳しく解説されているが，HPV60 型感染から嚢腫形成に至るメカニズムは興味深い．エクリン汗腺との関連を，連続切片を用いて後述する RNA *in situ* ハイブリダイゼーションのような高感度な HPV 検出法で解析したいと考えている．よくみる疾患であるが，HPV の細胞，組織指向性を考えるうえで重要な研究対象である．

5．尖圭コンジローマ

尖圭コンジローマは外陰部に生じる性感染症であり，HPV6/11 型が検出される．病理組織学的には特徴的なコイロサイトーシスがみられる．コンジローマでは褐色調であることがあり，特に外陰

部では脂漏性角化症，Bowen 様丘疹症（粘膜悪性型 HPV16 陽性）との鑑別を要するため，外陰部の褐色から黒色の結節の場合は，生検し病理学的に診断するようにしている．HPV タイピングも参考になる．ときに巨大化することもあり，HPV56 型（粘膜型ハイリスク HPV）を検出したことがある[5]．

6．Generalized verrucosis（多発性疣贅）

疣贅のなかでも，手指を含む複数の解剖学的部位に及ぶ 20 か所以上の病変を示すものは特に generalized verrucosis とされる．尋常性疣贅でみられる HPV2 型他が検出される．後天性免疫不全や遺伝性疾患を基盤とし，全身的な免疫不全症の皮膚症状として出現する．Generalized verrucosis をきたす疾患は多いが，HIV 感染のほか，疣贅状表皮発育異常症，GATA2 欠損症[6]などが報告され，いずれも難治である．

7．疣贅状表皮発育異常症

TMC6，*TMC8*，*CIB1* 遺伝子変異により持続的な β 属 HPV 感染がみられる疾患である．別稿を参照されたい．

皮膚悪性腫瘍

皮膚悪性腫瘍における HPV 検出についてはこれまでも多くの報告がある．有棘細胞癌，Bowen 病，Bowen 様丘疹症は代表である．今回は HPV との関連が比較的確立している疾患について簡潔に記載する．筆者は特に爪部 Bowen 病と HPV 感染の研究に携わっており，総説も執筆している[7)8]．

1．有棘細胞癌

特に外陰部，手指の有棘細胞癌では HPV 感染が報告されている．検出される HPV は粘膜型ハイリスクでも特に悪性度が高い HPV16 型が多い印象である．筆者の研究では，粘膜型ハイリスク HPV は外陰部の有棘細胞癌のみで検出され，周囲には Bowen 様丘疹症がみられた[9]．皮膚科領域では粘膜型ハイリスク HPV 感染は基本的に珍しい．β 属 HPV 感染（＋紫外線照射）が原因とされる報告もある．β 属 HPV は initiation には関わるが progression には関係なく消失するという（hit and run theory）[10]．筆者も有棘細胞癌において，β 属 HPV 検出プライマーを用いて検討したがすべて陰性であった[9]．Hit and run theory は魅力的であるが，実際の証明は難しい．

2．Bowen 様丘疹症

外陰部に生じる褐色の結節である．病理組織学的には Bowen 病と同様である．HPV は粘膜型ハイリスクが検出される．筆者の経験では HPV16 型などの典型的なタイプよりも，マイナーな HPV タイプが検出されることが多い[11]．外陰部の黒褐色結節は，コンジローマ，脂漏性角化症などとの鑑別が難しいこともあり，筆者は生検に加え，タイピングを活用している．

3．Bowen 病

これまで外陰部と手指の Bowen 病において HPV16 型を中心とした粘膜型ハイリスク HPV 感染が知られていた[12)13]．筆者は，特に爪部で HPV 感染がみられることを報告した[7]．HPV のタイプは粘膜型ハイリスクであり HPV16 型が約半数を占めるが，HPV56 型をはじめ 20 種類以上が検出されていた．関連する HPV 型を Bowen 病と有棘細胞癌で分類し，それぞれの HPV 型を解析したところ，上皮内癌である Bowen 病では HPV16 型が約半数で，それ以外の粘膜型ハイリスクも多数検出された．他方，有棘細胞癌では HPV16 型の占める割合が増加し，検出される HPV の多様性も減少していた．爪部が粘膜型ハイリスク HPV のリザーバーとなっている可能性が高いと考えている．

4．Digital papillary adenocarcinoma

Digital papillary adenocarcinoma は稀な腫瘍であるが，最近 HPV42 型との関連が報告された[14]．発表論文では RNA ISH が用いられ，びまん性に HPV42 型が感染していることがわかる．これまでローリスクとされていたタイプの HPV であり，発癌に関与するというのは意外であった．現在当科でも解析を進めており，本邦においても HPV42 型との関連はみられるようである．HPV42 型による腫瘍形成機序は興味深く，注目

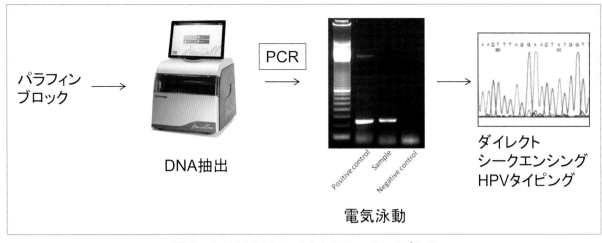

図 3. パラフィンブロックからの HPV のタイピング

している.

HPV の検出

HPV の検出は,ウイルス粒子を観察する電子顕微鏡から,ウイルスの DNA,RNA,キャプシド蛋白を検出するものまで様々である.筆者は,通常 HPV DNA を検出しタイピングを行い,陽性例に対し組織内の HPV 局在を RNA(RNA ISH),蛋白レベル(免疫染色)で確認している.以下に当科で行っている方法を解説する.

HPV タイピングの注意点は,プライマーにより検出可能な HPV タイプが異なる点である.筆者は粘膜型ハイリスク(Bowen 病の HPV16 型,尖圭コンジローマの HPV 6 型などを含む),皮膚型(疣贅全般),EV 型(疣贅状表皮発育異常型など)などに分けてプライマーを選択する.サンプルはホルマリン固定されたパラフィンブロックを使用することが多い.DNA の分解は避けられないが,PCR によるタイピングは可能である.パラフィンブロックから筆者はプロメガ社の Maxwell® RSC を用いて DNA を抽出し,PCR を行う.カートリッジによりコンタミネーションの危険性が少なく,短時間で作業可能であり便利である.本機器で時間短縮が可能となり,臨床業務の合間でも純度の高い DNA を抽出できるようになった.

PCR プライマーは重要であり,多くの報告がある.HPV 検出用 PCR プライマーのほとんどは L1 もしくは E6 遺伝子をターゲットとしている.

PCR プライマーによって検出できる HPV タイプは異なり,L1C1/L1C2 プライマー[15]は粘膜型ハイリスク HPV を,GP5+/GP6+ プライマー[16],CP-IIS/I プライマー[17]は粘膜型ハイリスク,皮膚型,EV 型を検出する.皮膚科領域で必要な皮膚型,特に疣贅関連 HPV 検出が難しいと感じていたが,近年 SK-I/II プライマー[18]を使用するようになり検出率が大分向上した.当科ではこれらに未発表のβ属 HPV を特異的に検出するプライマーを加えた計 5 種で HPV 検出作業を行っている.

異なったプライマーで検出する意義としては,意外な HPV を見落とさないことと,複数のプライマーから同じ HPV を検出することで,タイピングの精度も確認できる.PCR 後はダイレクトシークエンシングによるタイプ決定を行う.制限酵素を用いた解析法もあるが,筆者は全例ダイレクトシークエンシングにより塩基配列を確認している.HPV 遺伝子の塩基置換を見つけることで,複数検体で同じ HPV タイプが検出された場合にコンタミネーションも否定できる(図 3).

組織内 HPV の局在を確認するために,以前は DAKO 社の GenPoint™,Catalyzed Signal Amplification System を用いた *in situ* hybridization を使用していた.近年このキットが入手困難となり,代わりとして RNAscope™ ISH hybridization(ACDBio)を導入した.Z プローブを用いた効率的なシグナル増幅の原理により,ターゲット RNA1 分子の検出が可能であるとされる.専用の

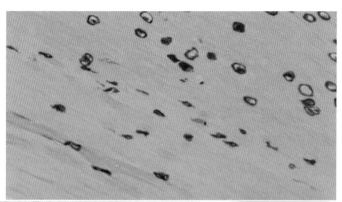

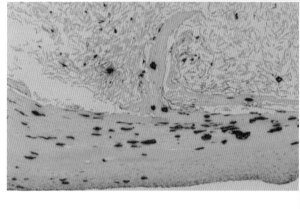

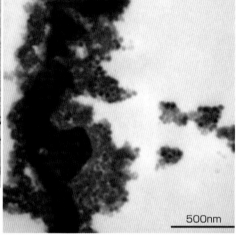

500nm

図 4. 組織内における HPV の検出方法
a：免疫染色(抗 HPVL1 抗体)．HPV60 型陽性表皮様囊腫
b：RNA *in situ* ハイブリダイゼーション　HPV60 型陽性
　表皮様囊腫
c：電子顕微鏡によるウイルス粒子観察(戻し電顕)．HPV
　60 型陽性表皮様囊腫

$$\frac{a}{b\,|\,c}$$

機器やキットが必要であること，HPV タイプに対するそれぞれのプローブが必要であることが難点であるが(カスタム合成であると，さらにコスト，時間もかかる)，感度と特異性が高く，当科では HPV 感染の組織内分布を把握するために必要不可欠な検査となっている(図 4)．

　一方，HPV の免疫染色も重要であり，一般的に用いられる抗体は K1H8 である(一時入手困難であったが，現在は販売再開されたようである)．この抗体は HPV1 型をアルカリ処理したウイルス粒子を用いて作製したマウスモノクローナル抗体である．対応抗原は L1 蛋白であることが報告されているが，詳細な部位は明らかではない[19]．我々の検討では，皮膚型から EV 型，粘膜型ハイリスク HPV まで核に一致して幅広く検出できている(図 4)．粘膜型ハイリスクは角層付近にごくわずかに染色されることが多い．浸潤癌では粘膜型ハイリスク HPV は染色体にインテグレートされ，L1 蛋白の発現がみられなくなることにも留意する必要がある．染色が微妙な症例は免染のみではなく，必ず HPV タイピングを参考に判定している．最後に HPV の検出には電子顕微鏡(以下，電顕)も有効である．組織のなかでウイルス粒子を見つけることは最終的な確認方法である．電顕用に固定してあることはほとんどないため，筆者は外注で戻し電顕を依頼している(図 4)．このように PCR から開始し，RNA ISH，免疫染色，電顕などの手技を複数組み合わせて検出するようにし

ている．繰り返しになるが，検出手技は様々であるが，一番大切なことは検出されたHPVタイプと病理像との矛盾がないことである．

HPV DNA，RNA，そして蛋白の検出

ウイルスの感染様式で，ウイルス粒子を産生している状態が通常の感染であり，潜伏感染はウイルスの転写翻訳がほとんど行われていない状態と考えられる．しかし，HPVの場合，潜伏感染の定義は今一つわかりにくい[20]．最近経験した例では，疣贅周囲に乾癬様の皮疹がみられ，HPV DNA，RNAは検出できるが，蛋白は検出されないケースがあった．このようなHPVの潜伏感染（?）による「皮疹」はウイルス蛋白による典型的な病理像を形成しないことから，これまで注目されておらず，現在解析を進めている．HPV DNAの検出はみられるが蛋白が検出できない場合は（PCR陽性，免染陰性）コンタミネーションの可能性もあり，HPV感染の病的な意義付けが困難であったが，RNA ISHが可能となり新たな解釈が生まれる可能性もある．

新しいHPV検査法

最近では次世代シークエンサーにより，1回の生検でHPVの遺伝子解析（HPVの各遺伝子発現）とwhole genome sequencingを同時に行うシステムが報告されている[21]．これにより，多発疣贅における変異遺伝子と感染HPVと遺伝子発現までを同時に検出できる．イボから遺伝性疾患が見つかる時代となったが，設備，資金，バイオインフォマティクスの解析能力が必要となり，可能な施設は限られる．このような検査を用いることで，Tree-man症候群では感染するHPVタイプは通常のHPV2型であるが，特殊な遺伝子発現パターンを呈するということが明らかになった[22]．今後は難治性多発性疣贅HPVタイプのみではなく，各遺伝子発現まで調べることによって，病変形成に関する新しい発見があるかもしれない．

新しい検体採取の考え方：皮膚表面からの非侵襲的なHPV検出

タイピングに使用するHPV DNAの採取方法も様々である．パラフィンブロックから抽出することが多いが，臨床的には皮膚表面から非侵襲的にサンプリングできると便利である．最近我々は角質，表面擦過物，角質除去後の擦過物からDNAを抽出しHPVを検出し比較した[1]．筆者の前任地である群馬大学および関連施設で，90例の尋常性疣贅と鶏眼，胼胝を収集した．検体を皮膚表面，角質，角質除去後表面から採取し，HPVタイピングとHPV DNA定量を行ったところ，検出されたHPVは6種類（HPV1a，2a，4，27，57，60）であり，3つの採取法で同様のHPV DNA量が回収できた．つまり，皮膚表面から，角質除去後も含めHPVは十分検出可能であることがわかる．これまで同様の報告はあったが，角質除去後も含め採取法でHPVを定量したのは初である．このなかで興味深いのは，足底疣贅と臨床診断されていた検体でHPV陽性率が低かったことである．臨床写真を見直すと，足底疣贅と臨床診断されていたHPV陰性症例では陽性例と比較し（後から見れば）鶏眼と思われる病変が多く，足底疣贅では臨床診断が難しい例が存在すると考えられる．特に難治性足底疣贅では，治療経過から臨床像も修飾され，いわゆる点状出血などの臨床的な鑑別点がわかりにくく，表面擦過を含めたHPVタイピングが臨床上有用であると思われる．

終わりに

HPV研究は粘膜型ハイリスクHPVを中心として大きな発展を遂げてきたが，皮膚疾患に関連するHPV研究を行う施設は限られている．筆者は長年PCR，ダイレクトシークエンシングでHPVをひたすら検出してきた．手技がわかりやすく安価であり，大学院生，研究助手とともに日常の業務としてHPVタイピングを継続することができた．皮膚型HPVは研究対象として興味深いウイ

ルスであり，今後も数少ない皮膚科における
HPV 研究者として解析を継続していきたい．

参考文献

1) Kuriyama Y, et al：Skin surface material for detecting human papillomavirus infection of skin warts. *J Dermatol*, 2023. DOI：10.1111/1346-8138.16920.

2) Jablonska S, et al：Epidemiology of butchers' warts. *Arch Dermatol Res*, 280 Suppl：S24-S28, 1988.
https://www.ncbi.nlm.nih.gov/pubmed/2841908

3) Kato M, Shimizu A, et al：Detection of human papillomavirus type 58 in periungual Bowen's disease. *Acta Derm Venereol*, **93**(6)：723-724, 2013. DOI：10.2340/00015555-1555.

4) 江川清文：疣贅（いぼ）のみかた，治療のしかた. Gakken, pp. 104-113, 2017.

5) Ishibuchi T, Shimizu A, et al：Detection of human papillomavirus type 56 in giant condyloma acuminatum. *Acta Derm Venereol*, **94**(4)：482-483, 2014. DOI：10.2340/00015555-1755.

6) Kuriyama Y, et al：Generalized verrucosis caused by various human papillomaviruses in a patient with GATA2 deficiency. *J Dermatol*, **45**(5)：e108-e109, 2018. DOI：10.1111/1346-8138.14149.

7) Shimizu A, et al：Nail squamous cell carcinoma：A hidden high-risk human papillomavirus reservoir for sexually transmitted infections. *J Am Acad Dermatol*, **81**(6)：1358-1370, 2019. DOI：10.1016/j.jaad.2019.03.070.

8) Shimizu A, et al：Recent advances in cutaneous HPV infection. *J Dermatol*, **50**(3)：290-298, 2023. DOI：10.1111/1346-8138.16697.

9) Shimizu A, et al：Detection of human papillomavirus（HPV）in patients with squamous cell carcinoma and the clinical characteristics of HPV-positive cases. *Br J Dermatol*, **171**(4)：779-785, 2014. DOI：10.1111/bjd.13234.

10) Tommasino M：HPV and skin carcinogenesis. *Papillomavirus Res*, **7**：129-131, 2019. DOI：10.1016/j.pvr.2019.04.003.

11) Kato M, Shimizu A, et al：Human papillomaviruses in anogenital epithelial lesions. *Acta Derm Venereol*, **94**(5)：597-599, 2014. DOI：10.2340/00015555-1784.

12) Ikenberg H, et al：Human papillomavirus type-16-related DNA in genital Bowen's disease and in Bowenoid papulosis. *Int J Cancer*, **32**(5)：563-565, 1983.
https://www.ncbi.nlm.nih.gov/pubmed/6315601

13) Mitsuishi T, et al：The presence of mucosal human papillomavirus in Bowen's disease of the hands. *Cancer*, **79**(10)：1911-1917, 1997.
https://www.ncbi.nlm.nih.gov/pubmed/9149017

14) Leiendecker L, et al：Human Papillomavirus 42 Drives Digital Papillary Adenocarcinoma and Elicits a Germ Cell-like Program Conserved in HPV-Positive Cancers. *Cancer Discov*, **13**(1)：70-84, 2023. DOI：10.1158/2159-8290.CD-22-0489.

15) Yoshikawa H, et al：Detection and typing of multiple genital human papillomaviruses by DNA amplification with consensus primers. *Jpn J Cancer Res*, **82**(5)：524-531, 1991. DOI：10.1111/j.1349-7006.1991.tb01882.x.

16) de Roda Husman AM, et al：The use of general primers GP5 and GP6 elongated at their 3' ends with adjacent highly conserved sequences improves human papillomavirus detection by PCR. *J Gen Virol*, **76**(Pt 4)：1057-1062, 1995. DOI：10.1099/0022-1317-76-4-1057.

17) Tieben LM, et al：Detection of epidermodysplasia verruciformis-like human papillomavirus types in malignant and premalignant skin lesions of renal transplant recipients. *Br J Dermatol*, **131**(2)：226-230, 1994. DOI：10.1111/j.1365-2133.1994.tb08496.x.

18) Sasagawa T, et al：Novel polymerase chain reaction method for detecting cutaneous human papillomavirus DNA. *J Med Virol*, **84**(1)：138-144, 2012. DOI：10.1002/jmv.22195.

19) Iwasaki T, et al：Detection of capsid antigen of human papillomavirus（HPV）in benign lesions of female genital tract using anti-HPV monoclonal antibody. *J Pathol*, **168**(3)：293-300, 1992. DOI：10.1002/path.1711680309.

20) Doorbar J：The human Papillomavirus twilight zone- Latency, immune control and subclinical infection. *Tumour Virus Res*, **16**：200268, 2023. DOI：10.1016/j.tvr.2023.200268.

21) Uitto J, et al：Recalcitrant Warts, Epidermodysplasia Verruciformis, and the Tree-Man Syn-

drome : Phenotypic Spectrum of Cutaneous Human Papillomavirus Infections at the Intersection of Genetic Variability of Viral and Human Genomes. *J Invest Dermatol*, **142**(5) : 1265-1269, 2022. DOI : 10.1016/j.jid.2021.10.029.

22) Beziat V, et al : Humans with inherited T cell CD28 deficiency are susceptible to skin papillomaviruses but are otherwise healthy. *Cell*, **184** (14) : 3812-3828, e30, 2021. DOI : 10.1016/j.cell. 2021.06.004.

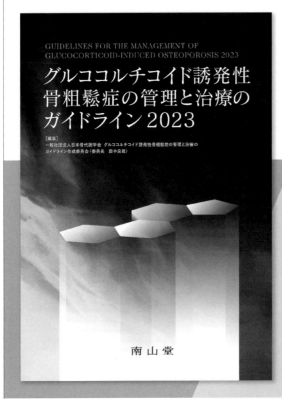

MB Derma, **342** : 75-83, 2023.

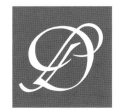

◆特集／いまさら聞けない！ウイルス感染症診療マニュアル

COVID-19 による皮膚症状

香川奈菜*　　大塚篤司**

Key words：新型コロナウイルス感染症(COVID-19)，新型コロナウイルス感染症ワクチン接種(COVID-19 vaccination)，薬疹(drug eruption)

Abstract　2019 年 12 月に新型コロナウイルス感染症(coronavirus disease 2019：以下，COVID-19)が確認されて以来，多くの症例で様々な皮膚症状が報告されている．麻疹様発疹，凍瘡様の末端病変，蕁麻疹，斑状紅斑，小水疱性発疹，丘疹落屑様発疹，網状皮斑様などである．また COVID-19 後遺症のなかには脱毛症の報告もある．

その後に登場した COVID-19 ワクチンに関しても，接種後に皮疹が出現したとの報告が相次いだ．局所注射部位反応，蕁麻疹，血管浮腫，アナフィラキシー，麻疹様発疹，多形紅斑様発疹，血管炎，全身性エリテマトーデス，ワクチン起因性免疫性血栓性血小板減少症，機能性血管障害(凍瘡様病変，肢端紅痛症)，ばら色粃糠疹様皮疹や帯状疱疹の再活性化，脱毛が知られている．これらはワクチン忌避の原因の 1 つにもなっている．

COVID-19 による死亡率が低下し 2023 年 5 月には 5 類感染症に変更された．今後は COVID-19 ワクチンを使用する際は，リスクベネフィットを考え，適切に使用者を選ぶ必要があると考える．

はじめに

2019 年 12 月に中国の武漢で報告された重症急性呼吸器症候群コロナウイルス 2(以下，SARS-CoV-2)は，その後急速に世界に広がり 2020 年 2 月に coronavirus disease 2019(新型コロナウイルス感染症：以下，COVID-19)と命名された．

原因ウイルスはコウモリを自然宿主とし，ヒトでは呼吸器飛沫を介して感染すると，一部の患者で肺炎と呼吸不全を引き起こす．

本邦でも 2020 年 1 月に一部の都市やクルーズ船内で感染者が確認されたあと，患者が増加した．2021 年春からワクチンが普及しデルタ株による第 5 波の流行は急速に終息したが，より軽症へ変異したオミクロン株が出現し過去最多の増加がみられた．

* Nana KAGAWA, 〒589-8511 大阪狭山市大野東 377-2　近畿大学医学部皮膚科学教室
** Atsushi OTSUKA, 同，主任教授

2023 年 5 月には国内で 3 千 3 百万人以上の陽性者がおり，死者数は 7 万 4 千人を超えている．

一般的に，病原性が強いウイルスよりも弱いウイルスのほうが拡散しやすいと考えられており，最終的に軽症株が残る傾向がある．COVID-19 変異株としてアルファ株，デルタ株，オミクロン株が出現したが，最後に流行したオミクロン株は肺炎を生じる確率が低くなり，発熱，咽頭・扁桃痛と鼻症状が中心になっている．

そのため以前よりも死亡率は低下し 2023 年 5 月 8 日から COVID-19 は 5 類感染症に変更された．

COVID-19 でみられる皮膚症状

COVID-19 患者は，様々な皮膚症状を呈することが報告されているが，国によって皮膚症状の有病率や皮膚症状のパターンに違いがある．COVID-19 患者の皮膚症状有病率はタイで 2.5%，中国で 0.2%，イタリアで 20% と報告されている．またメタ分析でもヨーロッパの皮膚症状の有病率は

6.6％だが，アジアでは0.2％でありアジアで皮膚症状が少ないことがわかる[1]．

米国皮膚科学会および国際皮膚科学会連盟の国際登録された171人のCOVID-19患者の皮疹のパターンは，麻疹様発疹（22％），凍瘡様の末端病変（18％），蕁麻疹（16％），斑状紅斑（13％），小水疱性発疹（11％），丘疹落屑様発疹（9.9％），網状皮斑様（6.4％）であった[2]．PCR検査で感染が確認された欧米の症例によれば，紅斑（44％），凍瘡（20％），蕁麻疹（16％）であった[3]．また，アジア諸国から報告された症例をPubMedで検索すると斑状丘疹状（34.2％），末端虚血（18.4％），蕁麻疹（15.8％），紫斑（10.5％），凍瘡様（5.3％）であった[1]．日本から報告された症例を集めると紅斑性丘疹（82％），蕁麻疹（9％），凍瘡様（6％），丘疹小水疱（0％），網状皮斑（3％），その他（結節性紅斑，中毒性表皮壊死融解症）（6％）であった[4]．

皮疹出現のタイミングは患者の46％はCOVID-19の発熱，咳などの全身症状と同時に出現し，44％が全身症状のあとに出現した．また皮疹が先に出現するのは9.6％であった．凍瘡様の21％はCOVID-19が発症する前に出現したと報告されている[5]．米国皮膚科学会および国際皮膚科学会連盟の国際登録された171人のCOVID-19患者の皮疹出現時期は全身症状と同時に出たものが15％，あとに出たものが64％，前に出たものが12％であった．凍瘡様はコロナが発症したあとに出現したのは48％と報告されている[2]．つまり，COVID-19患者の皮膚症状は全身症状のあとに出現することが多い．

Giavedoniらは新型コロナウイルス感染症による皮膚症状は6つのパターンに分類できると主張している．斑状丘疹（20.7％），丘疹小水疱（13.8％），網状皮斑（6.9％），蕁麻疹（6.9％），凍瘡様（29.3％），その他（22.4％）であった[6]．またNakashimaらは新型コロナウイルス感染症による皮膚症状は7つのカテゴリーに分類できるとしている[7]．凍瘡様の皮疹（COVID toe），蕁麻疹，斑状丘疹，小水疱，紫斑，網状皮斑，蕁麻疹性血管炎であり，その他に脱毛，帯状疱疹がある．

以下，7つのカテゴリーについて記載する．

1．斑状丘疹

主に体幹に発症する麻疹様発疹であり，日本で最も一般的な皮膚症状として報告されている．平均27.6～28.5日で発症し，8.6～11.6日間持続する[7][8]．

2．凍瘡様末端病変

「COVID toe」，「コロナのつまさき」とも呼ばれる．痒みと痛みを伴う紫色の浮腫性紅斑である．冷感とチアノーゼを特徴とし，既往歴のない若い患者に多い．多くは軽症で入院率やICUへの入院率も低い[6]．

Magroらは凍瘡様皮疹の表皮や血管内皮，炎症細胞でⅠ型IFNにより誘導され発現する蛋白質であるMyxovirus resistance protein 1（MxA）の発現がみられたと報告しており[9]，Hubicheらも重症のCOVID-19患者より凍瘡様皮疹を生じた患者のほうがin vitroで刺激後にIFNα値が高いことを報告している[10]．このためⅠ型IFNの反応による強い免疫反応が凍瘡様皮疹を引き起こすが，ウイルスは排除されるためCOVID-19の症状自体は軽度で済むと考えられている．

凍瘡様皮疹の患者は咽頭ぬぐい液によるPCRが陰性のことが多く，PCR陽性率は4～7％の範囲で，IgG抗体＜IgA抗体である．発生率は，パンデミック前（2016年4月～2019年12月）とパンデミック中（2020年4月～12月）を比較すると，10万人年あたり5.2（95％ CI，4.8～5.6）から10万人年あたり28.6（95％ CI，26.8～30.4）に増加したという[11]．

しかしながら，最近の研究ではCOVID-19と関係ないことが報告されている[12]．2020年4～5月にコネチカット州でCOVID-19のパンデミックが発生した際，ほとんどの人がCOVID toeを発症した．約1/3は発症前にコロナ感染の疑い症状あり，1/3はコロナ感染者または感染疑いの人と接触したと報告がある．この論文で，患者血清の酵素免疫吸着法，T細胞受容体配列決定，免疫組織学的分析を用いて感染を実証したところ，コロナ

感染者21人のうち，以前の感染の証拠を示したのは2人だけであった．一部の研究者はパンデミックの初期に人々が靴を履かず家で過ごす時間が長くなり，その足の冷えで起こった可能性や凍瘡様の皮疹をメディアが取り上げたことによる影響を指摘している．

3．蕁麻疹

全身症状と同時にみられることが多く1週間以内に治ることが多い．抗ヒスタミン薬や経口ステロイドが効果的との報告が多い[5]．

4．小水疱（水痘様）

Fernandez-Nieto らが小水疱を呈する COVID-19 と診断された患者の前向き観察研究を行ったところ，75％が汎発性で25％が限局性であった．平均年齢は40.5歳で潜伏期間の中央値は14日だった．COVID-19 の症状の前に皮疹が出るのは8.3％である．小丘疹，小水疱および膿疱の発疹がCOVID-19 症状の発症から4〜30日後に現れ，中央値10日で消退している．水疱内容物のSARS-Cov-2 の PCR は陰性である[13]．

5．網状皮斑様

高齢者に多く，血管内血栓が主体である．網状の皮疹や壊死性病変を呈する．31か国から716人の患者の国際登録では，6.4％にみられた．なお，網状皮斑は入院患者のみで報告されている．COVID-19 が確認された網状皮斑の患者11人は，全員が入院し，9人が急性呼吸窮迫症候群であった．重症の COVID-19 に関連しているといえる[14]．高齢者は全身症状と同時に現れ，重症化することが多く死亡率が10％と高い．

病理では毛細血管や静脈に炎症細胞浸潤の乏しい血栓があり，約半数の症例で細動脈や微小血管にも血栓がみられ，この場合は死につながる．顕著な内皮細胞障害と対照的に炎症細胞はほとんどみられず，真皮深部，皮下脂肪織の微小血管でCOVID-19 のスパイクたんぱくが陽性である[15]．

6．紫斑

日本では報告が少ない．中高年に多く，重症になる[16]．

全身症状のあとに出現するため，免疫グロブリン療法の副作用や，動脈虚血，播種性血管内凝固症候群（disseminated intravascular coagulation：DIC）の危険性がある．また，血管炎の所見が報告されている．

7．蕁麻疹性血管炎

白血球破砕性血管炎の臨床像の1つ．免疫複合体の沈着を伴う3型過敏反応で特発性が最も一般的だが自己免疫疾患，感染症，薬，腫瘍随伴症候群として発症することがある．臨床的には膨疹に似た蕁麻疹様の皮疹が出現する．

de Perosanz-Lobo らはコロナによる蕁麻疹様血管炎の最初の2例を報告した[17]．Criado らは免疫組織化学染色でエクリン腺と真皮の小血管にSARS-CoV-2 の免疫標識ヌクレオカプシドが証明されたと報告した[18]．皮膚内のSARS-CoV-2抗原は白血球破砕性血管炎を誘発し，臨床的に蕁麻疹性血管炎を起こす可能性がある．

上記7つのカテゴリー以外に，新型コロナウイルス感染により帯状疱疹が増加しているという報告がある．ブラジル保健局の公的データベースでの分析では，パンデミック期間（2020年3〜8月）の帯状疱疹診断数が2017〜2019年の同等期間に対して35.4％増加（人口100万人あたり10.7件の増加）したと報告している[19]．

また米国の約200万人を対象にした後ろ向きコホート研究では，新型コロナウイルス感染症に感染した50歳以上の成人は，新型コロナウイルス感染症と診断されていない対象者と比較して，帯状疱疹が再活性化するリスクが15％高いと報告されている[20]．

さらに新型コロナウイルス感染症の診断後，最長6か月間は帯状疱疹の発症リスクが高く，新型コロナウイルス感染症の入院患者では帯状疱疹の発症リスクが21％高いことが判明した．

新型コロナウイルス感染症に関連した帯状疱疹の増加のメカニズムは完全には理解されていない．可能性として，免疫学的側面（SARS-CoV-2に対する強力な免疫誘導により，水痘・帯状疱疹

ウイルスを監視する免疫機能が低下する）と感染およびパンデミックによるストレスの影響が考えられている.

新型コロナウイルス感染によりジベルバラ色粃糠疹を発症する報告もある.HHV-6,7の再活性化が引き起こされ皮疹を呈している可能性が考えられている[21].

COVID-19 ワクチンの開発

まずは COVID-19 ワクチンに関する本邦での経過をまとめたい.2021年2月に最前線の医療従事者から COVID-19 ワクチンの先行接種が始まり,その後接種対象者は拡大された.Pfizer/BioNTech 社製ワクチン（商品名：コミナティ® 筋注）は mRNA ワクチンで2020年12月18日に製造販売承認申請が行われ,2021年2月14日に医薬品医療機器等法第14条の3に基づく特例承認が行われた.同年2月17日,8施設で本ワクチンの接種が開始され,その後接種対象は拡大された.武田/Moderna 社製ワクチン（商品名：スパイバックス® 筋注）も mRNA ワクチンで2021年5月21日に薬事承認され,同24日から接種が実施された.AstraZeneca 社製ワクチン（商品名：バキスゼブリア™ 筋注）はウイルスベクターワクチンで2021年5月21日に薬事承認されたが,海外で稀に重篤な副反応である血栓塞栓症が若年者を中心に報告されたこともあり,原則40歳以上の者（ただし,ほかの新型コロナワクチンに含まれる成分に対してアレルギーがあり,接種できないなど,特に必要がある場合は18歳以上の者）を対象として2021年8月3日から特例臨時接種の対象となった.その後,2022年9月30日をもって接種は終了した.

Novavax 社製ワクチン（商品名：ヌバキソビッド® 筋注）は組み換えタンパクワクチンで,国内では武田薬品工業が薬事承認申請を行い,2022年4月19日に薬事承認された.特例臨時接種に用いるワクチンとして使用可能となったのは,同年5月25日であった.

2022年9月12日,オミクロン株対応の2価ワクチンとして,Pfizer/BioNTech 社および武田/Moderna 社のワクチン（従来株/BA.1）が薬事承認され,9月20日から各自治体で順次接種が開始された.その後,同年10月5日には,Pfizer/BioNTech 社製のもう1つのオミクロン株対応2価ワクチン（従来株/BA.4-5）も薬事承認され,10月13日から各自治体で使用されるようになった.

小児では2022年1月12日に,5〜11歳を対象に接種する Pfizer/BioNTech 社の小児用ワクチンが薬事承認され,同年2月下旬から接種が開始された.同年8月30日には5〜11歳の3回目接種に係る薬事承認がなされ,同年9月6日から接種が開始された.9月6日にはそれまで5〜11歳には適用されていなかった努力義務が適用されるようになった.2022年10月5日,生後6か月〜4歳を対象に接種する Pfizer/BioNTech 社の乳幼児用ワクチンが薬事承認された.

COVID-19 ワクチン接種後の皮疹

本邦の2021年2月17日〜11月14日までの副反応疑い報告では,Pfizer/BioNTech 社製ワクチンの皮疹出現頻度は0.02%,武田/Moderna 社製ワクチンでは0.01%および AstraZeneca 社製ワクチンでは0.01%である[22].また Mass General Brigham 従業員を対象にした約50,000人の医療従事者からなる前向きコホートで,初回接種を受けたあと1.9%が皮膚反応を自己申告した.皮膚反応を報告した人の平均年齢は41歳で,男性15%,女性85%と女性に多く,人種差があった（白人62%,黒人7%,アジア人12%）.初回の皮膚反応が起きても,83%は再発性の皮膚反応を示さなかったことは興味深い.2.3%は,ワクチン2回目の接種後にのみ皮膚反応が起こった.2回接種の場合,痒み,発疹,蕁麻疹,腫れなどの皮膚反応は,接種した人の4%以上で発生していた[23].

American Academy of Dermatology と the International League of Dermatological Societies は,2020年3月から COVID-19 の皮膚症状の国

際登録を開始し，2020 年 12 月 24 日から COVID-19 ワクチン接種後の皮膚症状にも拡大された．これらのデータをもとに McMahon らは解析を行い，ワクチン接種後 414 例に皮膚症状が生じ，遅発性大型局所反応が 218 例，注射部位反応が 232 例，蕁麻疹が 37 例，麻疹型皮疹が 27 例であった[24].

スペインからは 31 の医療施設からワクチン接種後 21 日以内に 391 例に生じた皮膚症状 405 例の報告がある．平均年齢は 50.7 歳で 80.2% が女性であった．COVID-arm が 32.1%，蕁麻疹/血管浮腫が 14.6%，帯状疱疹の再活性化が 10.1%，麻疹が 8.9%，丘疹小水疱が 6.4%，ジベルバラ色粃糠疹が 4.9%，紫斑が 4% であった．各ワクチンで最も報告された皮膚の反応は Pfizer/BioNTech 社製ワクチンは帯状疱疹，ヘルペスの再燃，武田/Moderna 社製ワクチンは COVID-arm，AstraZeneca 社製ワクチンは蕁麻疹である[25].

ワクチン接種後の皮疹について 2020 年 3 月 1 日～2021 年 11 月 4 日までの英語の文献を解析したシステマティックレビューが報告されており，最もよく観察される皮膚症状は注射部位の局所反応で，次に不特定の発疹，蕁麻疹，血管浮腫，帯状疱疹，麻疹様，ジベルバラ色粃糠疹，小水疱，凍瘡様，紫斑/血管炎と続いていく．Pfizer/BioNTech 社製ワクチンと武田/Moderna 社製ワクチンに比べて AstraZeneca 社製ワクチンの皮膚反応の報告が少ないとされている．全体として女性のほうが皮膚障害を呈しやすいことも示されたが，いくつかの研究では性差は報告されておらず，自己申告制の研究で優位に高かったことから，初期のワクチン接種は医療従事者であり，その 70% が女性であるといわれていることから，サンプリングバイアスの可能性もあると考えられている[26].

COVID-19 ワクチン接種後皮疹の 4 つの分類

COVID-19 ワクチン接種後の特徴的皮疹が数多く報告され，病因によって I 型過敏症，IV 型過敏症，自己免疫機構，その他の 4 つに分けられる（表 1）.

表 1. COVID-19 ワクチン接種に関連した皮膚反応

I 型過敏症	・蕁麻疹 ・血管浮腫 ・アナフィラキシー
IV 型過敏症	・COVID arm ・播種状紅斑丘疹型 ・多形紅斑 ・フィラーの反応 ・放射線照射部位の反応 ・BCG 接種部の反応
自己免疫機構	・エリテマトーデス ・水疱性類天疱瘡 ・血管炎 ・ワクチン誘発性免疫性血栓性血小板減少症 ・白斑 ・脱毛症 ・皮膚筋炎 ・成人発症スティル病 ・GVHD 再燃 ・乾癬の新規発症，悪化，膿疱化 ・扁平疣贅の改善
その他	・ジベルバラ色粃糠疹 ・機能性血管障害（凍瘡様病変，肢端紅痛症） ・帯状疱疹 ・単純性紫斑

以下，それぞれについて説明する．

1. I 型過敏症

a）蕁麻疹

主に体幹～全身に広がる蕁麻疹で，接種後 24 時間以上経過してから出現（93.2%）することが多い．McMahon らはその特徴を，57% が武田/Moderna 社製で 89% が女性にみられ，年齢中央値は 39 歳，発症部位は上肢が 68%，体幹が 57%，下肢が 46% と述べている[24].

b）アナフィラキシー

Pfizer/BioNTech 社と武田/Moderna 社のワクチンにはポリエチレングリコール（PEG）が使用されており，アレルギー原因の 1 つではないかと考えられている．また AstraZeneca 社製ワクチンには，PEG と交差反応性を持つが PEG よりも分子量の小さいポリソルベート 80 が添加されている[27].

2．Ⅳ型過敏症

a）遅発性大型局所反応（通称「モデルナアーム」）

米国では COVID arm と呼ばれる．ワクチン接種部位に紅斑や硬結，熱感，瘙痒などを示す．53.8％は接種後 4 日以上経過してから出現し，5 日程度で自然軽快する．接種後 7〜8 日で出現するタイプが多く，女性の中年層に多いとされる[24)25)]．接種翌日から生じる局所反応と類似しているが，発症時期で区別されている．2 回目以降の接種後に発症する可能性は低い．武田/Moderna 社製ワクチンで多くみられ，ほかのワクチンでは稀である．

b）播種状紅斑丘疹型

麻疹を連想させる皮疹で，主に体幹，四肢の全身に現れる．McMahon らはその特徴を，65％が武田/Moderna 社製で，88％が女性にみられ，年齢中央値は 40 歳，発症部位は上肢が 62％，体幹が 42％，下肢が 27％と報告している[24)]．

3．自己免疫機構

a）水疱性類天疱瘡

周囲に紅斑を伴う小さな丘疹/小水疱で，疱疹状の配列はないといわれている．

2021 年 9 月に Tomayko らによってはじめて COVID-19 ワクチン接種後の水疱性類天疱瘡が報告された．林らによるとやや男性に多くみられ，ワクチン接種から発症までの平均期間は 8 日であり，年齢層は 39〜97 歳と幅広く 50 歳以下は少数しか認めなかった[28)]．一方，アメリカで実施された後ろ向きコホート研究では，COVID-19 ワクチン接種は水疱性類天疱瘡の新規発症リスクとは関連しないと報告されている[29)]．

b）血管炎

COVID-19 ワクチン接種後に紫斑を生じる疾患の 1 つ．白血球破砕性血管炎，IgA 血管炎，リンパ球性血管炎，蕁麻疹様血管炎，ANCA 関連血管炎，免疫複合体性血管炎が存在する．

c）ワクチン誘発性免疫性血栓性血小板減少症

COVID-19 ワクチン接種後に紫斑を生じる疾患の 1 つ．

4．その他

a）ジベルバラ色粃糠疹

体幹や四肢近位部に落屑性小紅斑が多発する，背部はクリスマスツリー様に分布するのが特徴である．

寺田らによると COVID-19 ワクチン接種によるジベルバラ色粃糠疹は男女比に大きな差はなく，年齢は平均 43.6 歳，発症までの日数平均は 10.1 日で治癒までの期間は平均 6.9 週だった[30)]．

b）帯状疱疹

COVID-19 ワクチンと帯状疱疹は関連ありとする論文となしとする論文がある．

COVID-19 ワクチンを接種した人と未接種の人の 60 日間の大規模なコホート研究では，帯状疱疹の発症リスクは 0.20％と 0.11％であり，統計的に有意であった[31)]．

また COVID-19 ワクチン接種の 3 か月前と後で帯状疱疹と診断された人の割合は有意差なしとする報告[32)]や COVID-19 ワクチン接種後〜30 日間と 60〜90 日間で帯状疱疹発症のリスクは上昇しなかったという報告もある[33)]．

c）機能性血管障害（凍瘡様病変，肢端紅痛症）

COVID-19 ワクチン接種後に紫斑を生じる疾患の 1 つ[34)]．

d）単純性紫斑

当院では COVID-19 ワクチン接種後に単純性紫斑を発症した症例を 2 例経験した（図 1）．

COVID-19 の後遺症

COVID-19 の後遺症には世界中の報告をまとめて解析を行ったレビューがある．中等症以上の対象者が多くを占めるが，そのなかで後遺症の 5 大症状として全身倦怠感 58％，頭痛 44％，注意欠陥 27％，脱毛 25％，呼吸困難 24％とされている[35)]．

皮膚症状である脱毛についてみていくと，COVID-19 感染後の脱毛症は円形脱毛症，休止期脱毛症，男性型脱毛症，女性型脱毛症が報告されている．後遺症である脱毛症は中国の武漢大学人民病院の退院後の電話による大規模調査が最初の

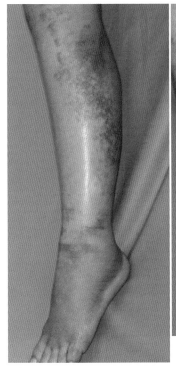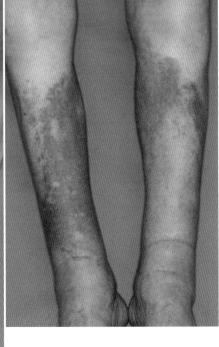

a | b 　**図 1.** 近畿大学皮膚科で経験した COVID-19 ワクチン接種
後の単純性紫斑の 2 例
　　a：50 歳代，女性．初診の 15 日前に 1 回目の COVID-19
　　　ワクチンを接種．その 5 日後に左下肢に紫斑と腫脹，左
　　　足首に熱感が出現した．
　　b：70 歳代，女性．初診の 24 日前に 1 回目の COVID-19
　　　ワクチンを接種．その 17 日後に両下腿に紫斑が出現した．

報告で，それによると 538 名（女性 293 名，54.5%），年齢の中央値は 52.0（41.6～62.0）歳，そのうち 154 名（男性 12 名と女性 142 名の患者）に脱毛症がみられ，女性におけるこの後遺症の有病率は 48.5% と高かった．入院中に 42 例が出現し，112 名の患者が退院後に脱毛症がみられた．30 名の患者で，脱毛の症状が改善していた．残念ながら脱毛症の種類について記載はない[36]．

スペインの COVID-19 入院中の患者では，皮膚科医の診察により男性 122 名，女性 53 名のうち男性は 79%，女性は 42% に AGA がみられたという報告がある．通常のスペインでの脱毛症は 69 歳以上の女性の 38% に AGA がみられるが，この報告では 57% にみられ，高齢女性では AGA が生じやすいと報告している[37]．

フランスからの報告では，脱毛がみられたのは全体の 120 名（女性 45 名，男性 75 名）の 20%（女性 20 名，男性 4 名）であり，女性の半数近くにみられている[38]．

また日本では村上らの調査で，2020 年 4 月 22 日～5 月 15 日の間に COVID-19 と診断された 51 名に 2020 年 9 月（診断後 4 か月）と 12 月（診断後 7 か月）の 2 回アンケート調査を行い，36 名が回答．脱毛症発症例は 36 名中 16 名（44%）であり，性別は女性 13 名，男性 3 名であった．年代別にみると 20 歳代は 12 名中 2 名（17%），30 歳代は 11 名中 5 名（45%），40 歳代は 8 名中 6 名（75%），50 歳代以上は 5 名中 3 名（60%）であり，20 歳代の脱毛症の発症は少ない傾向にあった．発症時期は COVID-19 感染後 2 か月以内に発症した症例が 16 名中 13 名（81%）だった．感染後 5 か月以降に発症している例もあった．改善例の脱毛持続期間は，1～2 か月のものが 9 名中 6 名，4 か月以上かけて改善しているのは 3 名であった．20 歳代の 2 名は発症後

1か月で改善していた．脱毛症が発症した16名のうち7名（44％）は，12月（診断後7か月）の調査時点で継続していた．20歳代の継続例はなかった．継続例の発症時期は，7例中6例は感染後2か月以内に発症していた[39]．

日本国内で1,000例規模の大規模調査が行われ，参加27施設に，2020年1月〜2021年2月末日までにCOVID-19の確定診断（SARS-CoV-2に対するPCR検査もしくは抗原検査陽性）で入院し退院した，18歳以上の軽症・中等症・重症の患者に関して，前向きおよび後ろ向き観察研究が行われた．診断3か月後，診断6か月後，診断12か月後に，紙あるいはスマートフォンアプリを用いてアンケートを行った．診断後3か月の時点で認めた症状のなかで，脱毛11.1％，診断後6か月時点では，脱毛8.6％であった．女性のほうで有症状率が高く，若年者で多くみられたと報告された[40]．

おわりに

COVID-19が世界に広がってから3年以上が経過しウイルスも変異を繰り返すことで当初より病原性の低いものに変化している．またCOVID-19ワクチンも様々な種類が開発され，ワクチン投与に伴う副作用の報告も多い．人種によって違いがあるという報告もあるため，日本でのさらなる情報の集積と解析が望まれる．今後，ワクチン投与によるメリットとデメリットを考えながらワクチン投与の適応など考えていく必要があると考える．

文　献

1) Kuriyama Y, et al：Erythema nodosum-like eruption in coronavirus disease 2019：A case report and literature review of Asian countries. *J Dermatol*, **48**：1588-1592, 2021.

2) Freeman EE, et al：The spectrum of COVID-19-associated dermatologic manifestations：An international registry of 716 patients from 31 countries. *J Am Acad Dermatol*, **83**：1118-1129, 2020.

3) Zhao Q, et al：COVID-19 and cutaneous manifestations：a systematic review. *J Eur Acad Dermatology Venereol*, **34**：2505-2510, 2020.

4) Tamai M, et al：Cutaneous manifestations of coronavirus disease 2019 patients in Japan. *J Dermatol*, **49**：872-878, 2022.

5) Daneshgaran G, et al：Cutaneous Manifestations of COVID-19：An Evidence-Based Review. *Am J Clin Dermatol*, **21**：627-639, 2020.

6) Giavedoni P, et al：Skin Manifestations in COVID-19：Prevalence and Relationship with Disease Severity. *J Clin Med*, **9**：3261, 2020.

7) Nakashima C, et al：Cutaneous manifestations of COVID-19 and COVID-19 vaccination. *J Dermatol*, **50**：280-289, 2023.

8) 山田秀和：【COVID-19】COVID-19でみられる皮膚症状．皮膚臨床，**64**(2)：167-172，2022.

9) Magro CM, et al：The differing pathophysiologies that underlie COVID-19-associated perniosis and thrombotic retiform purpura：a case series. *Br J Dermatol*, **184**(1)：141-150, 2021.

10) Hubiche T, et al：Clinical, Laboratory, and Interferon-Alpha Response Characteristics of Patients With Chilblain-like Lesions During the COVID-19 Pandemic. *JAMA Dermatol*, **157**(2)：202-206, 2021.

11) McCleskey PE, et al：Epidemiologic Analysis of Chilblains Cohorts Before and During the COVID-19 Pandemic. *JAMA Dermatol*, **157**：947-953, 2021.

12) Gehlhausen JR, et al：Lack of association between pandemic chilblains and SARS-CoV-2 infection. *Proc Natl Acad Sci USA*, **119**：e2122090119, 2022.

13) Fernandez-Nieto D, et al：Clinical and histological characterization of vesicular COVID-19 rashes：a prospective study in a tertiary care hospital. *Clin Exp Dermatol*, **45**：872-875, 2020.

14) Freeman EE, et al：The American Academy of Dermatology COVID-19 registry：Crowdsourcing dermatology in the age of COVID-19. *J Am Acad Dermatol*, **83**：509-510, 2020.

15) Magro C, et al：Complement associated microvascular injury and thrombosis in the pathogenesis of severe COVID-19 infection：A report of five cases. *Transl Res*, **220**：1-13, 2020.

16) Furukawa F, et al：Effectiveness of combined bexarotene and excimer laser treatment for folliculotropic mycosis fungoides. *Eur J Dermatol*,

31：567-568, 2021.

17）de Perosanz-Lobo D, et al：Urticarial vasculitis in COVID-19 infection：a vasculopathy-related symptom? *J Eur Acad Dermatol Venereol*, **34**：e244-e245, 2020.

18）Criado PR, et al：Urticarial vasculitis revealing immunolabelled nucleocapsid protein of SARS-CoV-2 in two Brazilian asymptomatic patients：the tip of the COVID-19 hidden iceberg? *J Eur Acad Dermatol Venereol*, **35**：e563-e566, 2021.

19）Maia CMF, et al：Increased number of Herpes Zoster cases in Brazil related to the COVID-19 pandemic. *Int J Infect Dis*, **104**：732-733, 2021

20）Bhavsar A, et al：Increased Risk of Herpes Zoster in Adults ≥50 Years Old Diagnosed With COVID-19 in the United States. *Open Forum Infect Dis*, **9**：ofac118, 2022.

21）Martora F, et al：Reply to"the significance of investigating clinical, histopathologic and virological features in pityriasis rosea and pityriasis rosea-like eruptions following COVID-19 vaccinations"by Ciccarese G. et al. *Dermatol Ther*, **35**：e15602, 2022.

22）厚生労働省：新型コロナワクチンの副反応疑い報告について

23）Robinson LB, et al：Incidence of Cutaneous Reactions After Messenger RNA COVID-19 Vaccines. *JAMA Dermatol*, **157**(8)：1000-1002, 2021.

24）McMahon DE, et al：Cutaneous reactions reported after Moderna and Pfizer COVID-19 vaccination：A registry-based study of 414 cases. *J Am Acad Dermatol*, **85**(1)：46-55, 2021.

25）Catala A, et al：Cutaneous reactions after SARS-CoV-2 vaccination：a cross-sectional Spanish nationwide study of 405 cases. *Br J Dermatol*, **186**：142-152, 2022.

26）Avallone G, et al：SARS-CoV-2 vaccine-related cutaneous manifestations：a systematic review. *Int J Dermatol*, **61**(10)：1187-1204, 2022.

27）Cabanillas B, et al：Allergy to COVID-19 vaccines：A current update. *Allergol Int*, **70**：313-318, 2021.

28）林　隆晶ほか：【コロナワクチンと皮膚病】COVID-19 ワクチン接種後に生じた水疱性類天疱瘡. 皮膚病診療, 45（1）：54-57, 2023.

29）Birabaharan M, et al：Evaluating risk of bullous pemphigoid after mRNA COVID-19 vaccination. *Br J Dermatol*, **187**：271-273, 2022.

30）寺田七子ほか：【コロナワクチンと皮膚病】新型コロナワクチン接種後のジベルバラ色粃糠疹型中毒疹. 皮膚病診療. 45（1）：38-41, 2023.

31）Hertel M, et al：Real-world evidence from over one million COVID-19 vaccinations is consistent with reactivation of the varicella-zoster virus. *J Eur Acad Dermatol Venereol*, **36**(8)：1342-1348, 2022.

32）Patil SA, et al：Apparent lack of association of COVID-19 vaccination with Herpes Zoster. *Am J Ophthalmol Case Rep*, **26**：101549, 2022.

33）Akpandak I, et al：Assessment of Herpes Zoster Risk Among Recipients of COVID-19 Vaccine. *JAMA Netw Open*, **5**(11)：e2242240, 2022.

34）Gambichler T, et al：Cutaneous findings following COVID-19 vaccination：review of world literature and own experience. *JEADV*, 1-8, 2021.

35）Lopez-Leon S, et al：More than 50 long-term effects of COVID-19：a systematic review and meta-analysis. *Sci Rep*, **11**：16144-16156, 2021.

36）Xiong Q, et al：Clinical sequelae of COVID-19 survivors in Wuhan, China：a single-centre longitudinal study. *Clin Microbiol Infect*, **27**：89-95, 2021.

37）Cline A, et al：A surge in the incidence of telogen effluvium in minority predominant communities heavily impacted by COVID-19. *J Am Acad Dermatol*, **84**：773-775, 2021.

38）Garrigues E, et al：Post-discharge persistent symptoms and health-related quality of life after hospitalization for COVID-19. *J Infect*, **81**：e4-e6, 2020.

39）村上富美子ほか：【コロナ禍の皮膚科日常診療】新型コロナウイルス感染によって生じる皮膚症状（脱毛症）. *MB Derma*, **322**：58-65, 2022.

40）福永興壱ほか：新型コロナウイルス感染症（COVID-19）の長期合併症の実態把握と病態生理解明に向けた基礎研究. 厚生労働科学特別研究事業総括研究報告書.（2022 年 7 月 19 日公開）

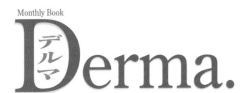

No.340
2023年10月増大号

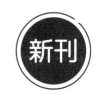
新刊

切らずに勝負！
皮膚科医のための
美容皮膚診療

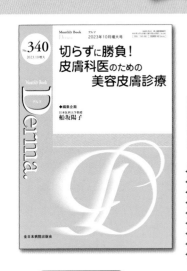

■編集企画：**船坂陽子**（日本医科大学教授）
■定価 5,610 円（本体 5,100 円＋税）
■B5 判　　188 ページ

　ひとりひとりの皮膚の状況に合った各治療法の選択はもちろん、低侵襲で "切らずに" 行う美容皮膚診療について各治療法のエキスパート達がわかりやすく解説します。美容皮膚診療の現状と、最新の知識を学ぶ1冊です。

Contents

全日本病院出版会　〒113-0033 東京都文京区本郷 3-16-4　Tel：03-5689-5989
www.zenniti.com　　　　　　　　　　　　　　　　　　　　　Fax：03-5689-8030

第 24 回日本褥瘡学会 中国四国地方会学術集会

会　期：2024 年 3 月 17 日（日）
会　場：高知市文化プラザかるぽーと
　　　　〒 781-9529　高知市九反田 2-1
会　長：赤松　順（社会医療法人近森会　近森病院　形成外科）
テーマ：レジリエント・コミュニケーション in 高知
　　　　―職種を超えて再発見！―
Ｕ Ｒ Ｌ：https://www.kwcs.jp/jspucs24/
参加費：事前参加費
　　　　会員 3,000 円・非会員 4,000 円・学生 1,000 円
　　　　当日参加費
　　　　会員 4,000 円・非会員 5,000 円・学生 1,000 円
プログラム：特別フォーラム・教育講演・ランチョンセミナー・アフタヌーンセミナー・ハンズオンセミナー・一般演題
演題登録期間・申し込み方法：
　　　　23 年 10 月 3 日（火）正午～12 月 20 日（水）正午
　　　　大会ホームページより WEB 演題登録フォームからお申し込みください.
事前参加登録期間・申し込み方法：
　　　　23 年 10 月 3 日（火）正午～24 年 3 月 8 日（金）正午
　　　　大会ホームページより WEB 参加登録フォームからお申し込みください.
事務局：
　　　　社会医療法人近森会　近森病院　形成外科
　　　　〒 780-8522　高知県高知市大川筋一丁目 1-16
運営事務局：
　　　　株式会社キョードープラス
　　　　〒 701-0205　岡山県岡山市南区妹尾 2346-1
　　　　TEL：086-250-7681　FAX：086-250-7682
　　　　E-mail：jspucs24@kwcs.jp

◀さらに詳しい情報は HP を CHECK！

FAX による注文・住所変更届け

改定：2015 年 1 月

　毎度ご購読いただきましてありがとうございます．

　読者の皆様方に小社の本をより確実にお届けさせていただくために，FAX でのご注文・住所変更届けを受けつけております．この機会に是非ご利用ください．

◇ご利用方法

　FAX 専用注文書・住所変更届けは，そのまま切り離して FAX 用紙としてご利用ください．また，注文の場合手続き終了後，ご購入商品と郵便振替用紙を同封してお送りいたします．**代金が 5,000 円をこえる場合，代金引換便とさせて頂きます**．その他，申し込み・変更届けの方法は電話，郵便はがきも同様です．

◇代金引換について

　本の代金が 5,000 円をこえる場合，代金引換とさせて頂きます．配達員が商品をお届けした際に，現金またはクレジットカード・デビットカードにて代金を配達員にお支払い下さい(本の代金＋消費税＋送料)．(※年間定期購読と同時に 5,000 円をこえるご注文を頂いた場合は代金引換とはなりません．郵便振替用紙を同封して発送いたします．代金後払いという形になります．送料は定期購読を含むご注文の場合は頂きません)

◇年間定期購読のお申し込みについて

　年間定期購読は，1 年分を前金で頂いておりますため，代金引換とはなりません．郵便振替用紙を本と同封または別送いたします．送料無料，また何月号からでもお申込み頂けます．

　毎年末，次年度定期購読のご案内をお送りいたしますので，定期購読更新のお手間が非常に少なく済みます．

◇住所変更届けについて

　年間購読をお申し込みされております方は，その期間中お届け先が変更します際，必ずご連絡下さいますようよろしくお願い致します．

◇取消，変更について

　取消，変更につきましては，お早めに FAX，お電話でお知らせ下さい．

　返品は，原則として受けつけておりませんが，返品の場合の郵送料はお客様負担とさせていただきます．その際は必ず小社へご連絡ください．

◇ご送本について

　ご送本につきましては，ご注文がありましてから約 1 週間前後とみていただきたいと思います．お急ぎの方は，ご注文の際にその旨をご記入ください．至急送らせていただきます．2〜3 日でお手元に届くように手配いたします．

◇個人情報の利用目的

　お客様から収集させていただいた個人情報，ご注文情報は本サービスを提供する目的(本の発送，ご注文内容の確認，問い合わせに対しての回答等)以外には利用することはございません．

　その他，ご不明な点は小社までご連絡ください．

株式会社　全日本病院出版会　〒113-0033 東京都文京区本郷 3-16-4-7 F　電話 03(5689)5989　FAX03(5689)8030　郵便振替口座 00160-9-58753

FAX 専用注文用紙 5,000 円以上代金引換 (皮 '23.11)

	冊
Derma 年間定期購読申し込み（送料弊社負担） ☐ 2024 年 1 月～12 月（定価 43,560 円）　☐ 2023 年 __ 月～12 月	
☐ **Derma バックナンバー申し込み**（号数と冊数をご記入ください） No. ___ / ___ 冊　No. ___ / ___ 冊　No. ___ / ___ 冊	
Monthly Book Derma. 創刊 20 周年記念書籍 ☐ **そこが知りたい 達人が伝授する日常皮膚診療の極意と裏ワザ**（定価 13,200 円）	冊
Monthly Book Derma. 創刊 15 周年記念書籍 ☐ **匠に学ぶ皮膚科外用療法—古きを生かす，最新を使う—**（定価 7,150 円）	冊
Monthly Book Derma. No. 340（'23.10 月増大号） ☐ **切らずに勝負！皮膚科医のための美容皮膚診療**（定価 5,610 円）	冊
Monthly Book Derma. No. 336（'23.7 月増刊号） ☐ **知っておくべき皮膚科キードラッグのピットフォール**（定価 6,490 円）	冊
Monthly Book Derma. No. 327（'22.10 月増大号） ☐ **アトピー性皮膚炎診療の最前線—新規治療をどう取り入れ，既存治療を使いこなすか—**（定価 5,500 円）	冊
Monthly Book Derma. No. 320（'22.4 月増刊号） ☐ **エキスパートへの近道！間違えやすい皮膚疾患の見極め**（定価 7,770 円）	冊
Monthly Book Derma. No. 314（'21.10 月増大号） ☐ **手元に 1 冊！皮膚科混合・併用薬使用ガイド**（定価 5,500 円）	冊
PEPARS 年間定期購読申し込み（送料弊社負担） ☐ 2024 年 1 月～12 月（定価 42,020 円）　☐ 2023 年 __ 月～12 月	
☐ **PEPARS バックナンバー申し込み**（号数と冊数をご記入ください） No. ___ / ___ 冊　No. ___ / ___ 冊　No. ___ / ___ 冊	
☐ **カスタマイズ治療で読み解く美容皮膚診療**（定価 10,450 円）	冊
☐ 足の総合病院・下北沢病院がおくる！ポケット判 **主訴から引く足のプライマリケアマニュアル**（定価 6,380 円）	冊
☐ **目もとの上手なエイジング**（定価 2,750 円）	冊
☐ **カラーアトラス 爪の診療実践ガイド 改訂第 2 版**（定価 7,920 円）	冊
☐ **イチからはじめる美容医療機器の理論と実践 改訂第 2 版**（定価 7,150 円）	冊
☐ **臨床実習で役立つ 形成外科診療・救急外科処置ビギナーズマニュアル**（定価 7,150 円）	冊
☐ **足爪治療マスター BOOK**（定価 6,600 円）	冊
☐ **図解 こどものあざとできもの—診断力を身につける—**	冊
☐ **美容外科手術—合併症と対策—**（定価 22,000 円）	冊
☐ **足育学 外来でみるフットケア・フットヘルスウェア**（定価 7,700 円）	冊
☐ **実践アトラス 美容外科注入治療 改訂第 2 版**（定価 9,900 円）	冊
☐ **Non-Surgical 美容医療超実践講座**（定価 15,400 円）	冊
☐ **スキルアップ！ニキビ治療実践マニュアル**（定価 5,720 円）	冊
その他（雑誌名/号数，書名と冊数をご記入ください） ☐	

お名前	フリガナ		診療科
		要捺印	
ご送付先	〒　　　—		

TEL：　　　（　　　　）　　　　　　　FAX：　　　（　　　　）

FAX 03-5689-8030 全日本病院出版会行

年　　月　　日

住 所 変 更 届 け

お　名　前	フリガナ	
お客様番号		毎回お送りしています封筒のお名前の右上に印字されております8ケタの番号をご記入下さい。
新お届け先	〒　　　　　都　道 　　　　　　府　県	
新電話番号	（　　　　　）	
変更日付	年　　　月　　　日より	月号より
旧お届け先	〒	

※ 年間購読を注文されております雑誌・書籍名に✓を付けて下さい。

☐ Monthly Book Orthopaedics（月刊誌）

☐ Monthly Book Derma.（月刊誌）

☐ Monthly Book Medical Rehabilitation（月刊誌）

☐ Monthly Book ENTONI（月刊誌）

☐ PEPARS（月刊誌）

☐ Monthly Book OCULISTA（月刊誌）

バックナンバー 一覧
2023 年 11 月現在

Monthly Book

Derma.

───── 2024 年度　年間購読料　43,560 円 ─────
通常号：定価 2,860 円（本体 2,600 円＋税）× 11 冊
増大号：定価 5,610 円（本体 5,100 円＋税）× 1 冊
増刊号：定価 6,490 円（本体 5,900 円＋税）× 1 冊

※各号定価：2019〜2022 年：本体 2,500 円＋税（増刊・増大号は除く）
　　　　　　2023 年：本体 2,600 円＋税（増刊・増大号は除く）
※その他のバックナンバーにつきましては, 弊社ホームページ
（https://www.zenniti.com）をご覧ください.

基礎から学ぶ！ 皮膚腫瘍病理診断

編集企画／鳥取大学名誉教授　　　　山元　修

編集主幹：照井　正　日本大学教授　　　　No. 342　編集企画：
　　　　　大山　学　杏林大学教授　　　　清水　晶　金沢医科大学教授

Monthly Book Derma. No. 342

2023 年 12 月 15 日発行（毎月 15 日発行）
　　定価は表紙に表示してあります．
　　　　　Printed in Japan

発行者　　末　定　広　光
発行所　　株式会社　全日本病院出版会
〒 113-0033 東京都文京区本郷 3 丁目 16 番 4 号 7 階
　　　　　電話（03）5689-5989　Fax（03）5689-8030
　　　　　郵便振替口座 00160-9-58753
印刷・製本　三報社印刷株式会社　　電話（03）3637-0005
広告取扱店　㈱メディカルブレーン　電話（03）3814-5980

© ZEN・NIHONBYOIN・SHUPPANKAI, 2023